德国施罗斯矫形体系治疗脊柱侧弯

主　编　南小峰

副主编　谢　华　王佳齐

浙江工商大学出版社
ZHEJIANG GONGSHANG UNIVERSITY PRESS

图书在版编目(CIP)数据

　德国施罗斯矫形体系治疗脊柱侧弯 / 南小峰主编.
— 杭州：浙江工商大学出版社，2019.1(2024.4 重印)
　ISBN 978-7-5178-1692-8

　Ⅰ．①德… Ⅱ．①南… Ⅲ．①脊柱畸形－防治 Ⅳ.
①R682.3

　中国版本图书馆 CIP 数据核字(2018)第 223762 号

德国施罗斯矫形体系治疗脊柱侧弯

主　编　南小峰　　副主编　谢　华　王佳齐

责任编辑	任晓燕
封面设计	林朦朦
责任印制	包建辉
出版发行	浙江工商大学出版社
	（杭州市教工路 198 号　邮政编码 310012）
	（E-mail:zjgsupress@163.com）
	（网址:http://www.zjgsupress.com）
	电话:0571－88904980,88831806(传真)
排　　版	杭州朝曦图文设计有限公司
印　　刷	杭州宏雅印刷有限公司
开　　本	710mm×1000mm　1/16
印　　张	15.75
字　　数	274 千
版 印 次	2019 年 1 月第 1 版　2024 年 4 月第 9 次印刷
书　　号	ISBN 978-7-5178-1692-8
定　　价	52.00 元

序 一

少年儿童是祖国的明天,是人类的未来;然而,脊柱侧弯作为一种病症给越来越多的少年儿童以及整个家庭带来了烦恼。现阶段,特发性脊柱侧弯的发病原因在医学上仍没有明确答案。因此,对这种疾病也无法预防。然而,这种病症一旦发生就会给患者带来重大危害,轻则影响体形,重则影响运动乃至内脏器官的发育。目前,特发性脊柱侧弯惯用的治疗方案有矫形体操、矫形器、手术等。一旦侧弯角度变大,影响心肺功能,有的甚至威胁生命,就只能考虑实施手术治疗。所以少年儿童的家长应多关注青少年,特别是女性青少年的体形变化,生长发育越快的年龄段越要引起注意。尽可能做到早发现早治疗,避免错过最佳治疗阶段而被迫选择风险性较高的手术。

国内针对脊柱侧弯治疗的体操、矫形器等相关技术均从国外引进。一些行业协会和相关专业的教育培训机构通过教育、培训,结合我国实际国情,将技术适当消化后在国内推广,这也预示着我国与国外新技术的差距正在逐步缩小,但仍有很多不完善之处,仍需要大量有志的业内人士不断探索和研究。作为国内首届矫形技术专业科班毕业人才,南小峰本人在脊柱侧弯矫治领域的钻研、探索,以及南小峰脊柱矫形工作室的成立,为我国青少年脊柱侧弯的矫治做出了巨大贡献,也取得了丰硕成果。希望该书的出版和发行能够给广大脊柱侧弯患者及其家属带来帮助,能够给正在从事脊柱侧弯矫治研究的从业者一些启发和建议,能够推动该领域的发展,治愈更多的脊柱侧弯患者。

国家康复辅具研究中心辅具装配部(北京经营部)主任

赵立伟

2016 年 10 月

序 二

我们工作室的主旨是普及脊柱侧弯知识，普及脊柱侧弯支具和体操知识。

这些年来，工作室接诊几千例病人。下面这些情况最令人痛心：

有的孩子脊柱侧弯 60°才被家长发现；

有的 20°时发现了，但没能及时有效治疗，发展到了 50°；

有的地方还在牵引治疗；

有的支具把孩子像裹粽子一样包住；

有的地方手上通电，摸一下孩子的背就直了；

······

这些问题的存在，说明我们所做的还远远不够。

所以，我们将这一年多的案例、经验、想法重新整理，出一本新书，希望能帮助大家摆脱脊柱侧弯的困扰，希望更多的人参与脊柱侧弯的保守治疗。

请记住以下原则：

脊柱侧弯一定要早发现早治疗！

脊柱侧弯的治疗方法明确，国际上只承认矫形体操、支具和手术，其他方法都是辅助。

脊柱侧弯到了手术范围，不一定要手术，也可以保守治疗，用体操终身维持度数。

年龄偏大的脊柱侧弯孩子，也可以通过矫形体操和支具改善体表对称度。

平衡、对称的体表是矫形的目的。

希望更多医生参与到筛查中去。

南小峰

2017 年 7 月

目　　录

第一章　色努博士及色努支具简介

一、色努博士

杰克·色努（Jacques Chêneau，见图 1-1）博士，生于 1927 年 5 月 14 日，法国矫形外科医生，毕生从事脊柱侧弯的治疗和矫形器的研究。色努博士设计的脊柱侧弯矫形器，注重患者身体发育因素，利用三点治疗原理，辅以伸展空间，有效控制了脊柱侧弯的进一步发展，在现代矫形技术领域得到广泛认可。

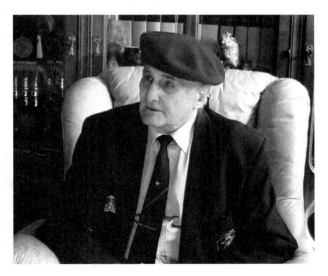

图 1-1　杰克·色努博士

杰克·色努博士简历

1948 年，杰克·色努博士在法国里昂学医；1954 年作为法国军医参加越南战争，战争结束后在法国图卢兹医院行医；1986 年就职于德国 Werner-Wicker

医院脊柱侧弯治疗中心;1987年返回法国图卢兹,成为世界各地大学、医院和矫形公司之间的联系人。

色努博士法国地址:39 rue des Chanterelles F—31650 Saint Orens France

色努博士著有《色努脊柱侧弯矫形器》一书(见图1-2),这是色努博士最早的著作。在书中,色努博士将支具命名为 CTM(Cheneau-Toulouse-Munster korzet)支具,全书图片均为手绘。该书被翻译成多国文字(见图1-3)。2011年由中国假肢矫形器学校的龙华翻译成中文,并由人民军医出版社出版。2016年5月,在法国图卢兹期间,笔者带领南小峰工作室团队前去拜访色努博士,得到了色努博士的亲笔签名(见图1-4),并与色努博士合影留念(见图1-5)。

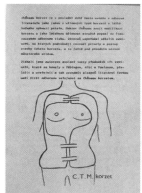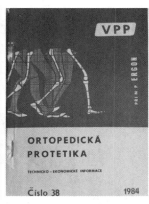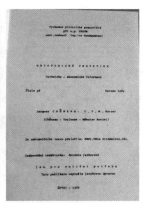

图1-2 《色努脊柱侧弯矫形器》一书

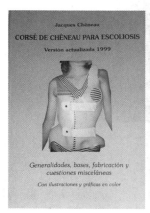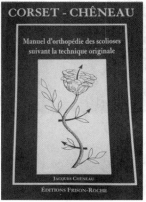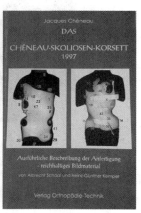

图1-3 《色努脊柱侧弯矫形器》其他版本

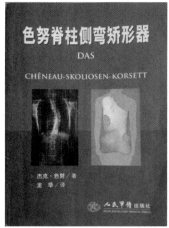
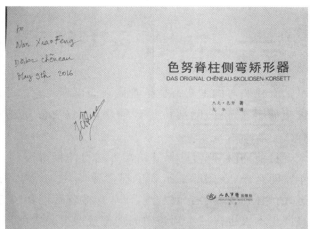

图 1-4　中文版《色努脊柱侧弯矫形器》及色努博士的签名

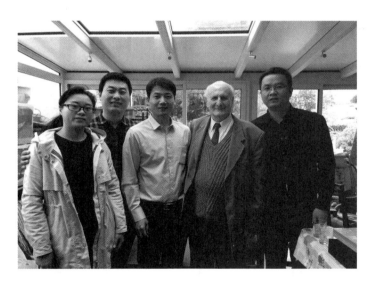

图 1-5　南小峰脊柱矫形工作室团队和色努博士合影

（自左向右：罗丽萍、谢华、南小峰、色努博士、王佳齐）

二、色努支具

脊柱侧弯的主要特征是身体表面出现驼背样凸起和非自然凹陷。在凸起部位施加压力,使凹陷部位得到伸展,不仅可以矫正身体的异常姿势,还能矫正脊柱。

目前,脊柱侧弯的保守治疗方法有体操矫形和支具矫形两种。支具从 1945 年发明至今,在国际上出现了很多种类,比如密尔沃基式、波士顿式、里昂式、色努式。各种支具各有侧重点,但从穿戴隐蔽性和矫形效果看,色努式最理想。色努博士本人也曾三次到访中国进行授课。老式色努支具(见图 1-6)不断发展、改进,新式色努支具(见图 1-7)更加符合生物力学原理,去掉了色努锁,骨盆位置也参与椎体抗旋,脊柱整体的抗椎体旋转效果更好。但国内很多地方还在制作老式色努支具(见图 1-8)。

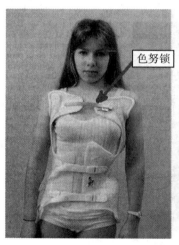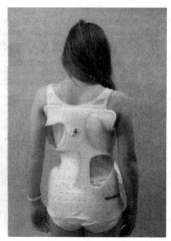

色努锁

图 1-6　老式色努支具

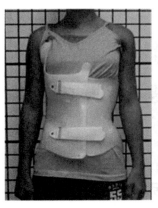
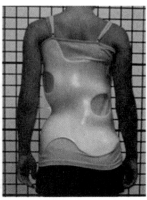

图 1-7　新式色努支具

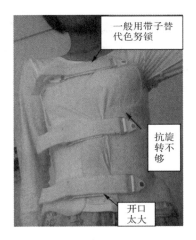

一般用带子替代色努锁

抗旋转不够

开口太大

图 1-8　国内制作的老式色努支具

很多矫形器的一个共同缺点，就是没有在凹陷侧设置伸展空间。而伸展空间有很多作用：利于矫正，利于凹陷侧肺部呼吸和生长，利于瞬时运动或体疗训练。色努博士注意到了这个问题，并不断改进，从而提高了支具的有效性。

色努式脊柱侧弯矫形器介绍见 http://v.youku.com/v_show/id_XNTA3OTY3MDg4.html

第二章　Weiss 博士及施罗斯家族

一、施罗斯历史

施罗斯方法（Schroth Method）由德国著名的脊柱畸形保守治疗和康复专家 Katharina Schroth 女士发明，她一生致力于大 Cobb 角度[①]脊柱侧弯的保守治疗，从而尽力帮助病人避免手术，在欧洲康复界有着很高的声誉和地位。

Katharina Schroth 也是一位脊柱侧弯患者，当时面临着和其他脊柱侧弯患者一样的困境，但没有一种很好的物理康复手段来恢复已经弯曲的脊柱，多次尝试当时已经知道的手段，结果均以失败告终，后来她通过自己的努力，使自己的身体形状和健康状况明显好转。此事在当时已经引起了关注，但是还没有被广泛地传播开来。

直到 1937 年，一位德国医生沃格（Prof. Vogel）在当时著名的医学杂志 *Biologish-Medizinisches Taschenbuch Fur Arzte* 中，以非常正面的论述介绍了这种方法。他当时的评论是基于他亲自采访的那些在德国城市迈森（Meissen）设立的 Katharina Schroth's Institute 康复中心进行康复治疗的患者的情况。由于目睹了整个治疗过程，他本人被该方法取得的效果深深折服。从此，该方法被广泛地传播开来，历经多年的发展，形成了自身独特而完善的脊柱侧弯保守康复治疗体系。

根据医学界多年的经验，脊柱侧弯如果不加以控制，会由于重力的作用和人体力量的非对称性，导致侧弯的度数不断加深，进入一个恶性循环的状态。所以，必须要找到一个方法对该状况进行控制，同时矫正弯曲的脊柱。而这个方法

---

① Cobb 角度：由美国矫形外科医生 John Robert Cobb（1903—1967）命名。用于测量额状面内脊柱侧弯的变形程度。

最终被一个没有经过任何医学培训，而自身有侧弯缺陷的女孩发明，这在当时确实是一件震惊医学界的大事。Katharina Schroth 在发明这种康复方法的时候并没有意识到，她所做的其实是在和当时流行的医学观点进行抗争。因为当时流行的医学观点认为该种疾病是无药可救的。这就意味着，她需要努力坚定她的目标，绝不放弃。当时，她周围有一群来自德国和周边国家的脊柱侧弯患者，希望通过她寻求解决方法。经过一段时间的治疗后，她所有的患者和患者的父母都意识到，她的方法使得患者在饱受多年脊柱侧弯的折磨后，症状有了显著的改善。

这个发现，尽管在当时非常偶然，却为后来诞生赫赫有名的施罗斯方法打下了深的基础。她同时也为发明这个理疗方法而纠结，因为她想放弃她的工作（当时她确实曾短暂地放弃过一段时间），专心研究该方法是否是永远有效而不是特例。幸运的是，在很多患者父母的鼓励下，她最终打消了疑虑，继续沿着她的道路进行探索。

1932 年，Hindenburg 市派内政部的体操教练 Hugo Woesler 到迈森进行为期 3 个月的学习。当时 Hugo Woesler 多年负责 Hindenburg 市的体操骨科相关康复工作，他当时已经学了很多方法，比如当时德国教授 Klapp 的物理康复理疗、教授 Echternach 的物理康复理疗等。

他回去后，对该方法（当时叫 Novel Method）进行了一个全面的汇报和总结。这引起了当时的 Dr. Kob 和 Dr. Kandziora 的注意，他们安排了一个和其他物理康复方法进行比较的医学实验。实验将患者分组，每组都进行不同的物理康复理疗。Woesler 先生当时接收了被称为无药可救的那组。整个康复理疗过程持续了 6 个月，每周三次两个小时的课程。在这个项目测试即将结束时，分在 Woesler-Schroth 一组的患者的病情全部有明显改善，而其他组的情形则完全相反。那些在其他组病情恶化的患者不得不转到 Woesler 的课程中，最终所有负责体操骨科的教练全部被要求接受施罗斯方法的训练。从此以后，所有的骨科康复疗法全部转为施罗斯方法。当时学院的医学总监说，Hindenburg 市节省了医疗财务费用，因为在那以后，很多患者都不再购买当时治疗效果很差的支具了。从经过施罗斯方法治疗的大量患者的案例中，医学教授 Dr. Med. Johannes Ludwig Schmitt 在他的 *Atemheikunst*（Hans Georg Muller Verlag，Munich&Berlin，第 543—544 页）中说："The very fine success of this treatment is surprising given it duration.（在设定的时间内，该处理方法非常成功，令人惊叹。）"于是一个伟大的疗法就这样诞生了！

在 Katharina Schroth 之后,她的女儿 Christa Lehnert-Schroth 也治疗了大量患者(见图 2-1),并在治疗过程中(见图 2-2)继续加以研究,对施罗斯方法进行了理论上的完善和升华,如今 Christa Lehnert-Schroth 的儿子 Dr. Hans-Rudolf Weiss 继续对保守治疗加以研究,创立了目前最为成功的 Scoliologic Best Practice Program。

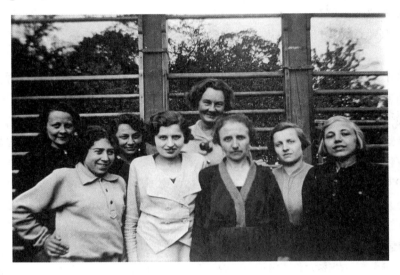

图 2-1　Christa Lehnert-Schroth 和患者合影

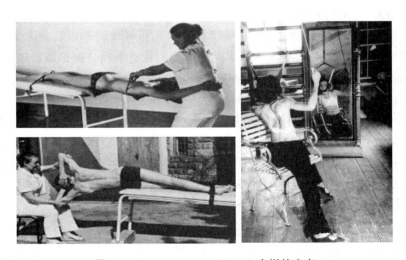

图 2-2　Christa Lehnert-Schroth 在训练患者

二、施罗斯矫正的最新发展

历经 90 多年的不断改进,施罗斯方法对脊柱侧弯的保守治疗已经有了长足的进步,新疗法的效果比以前有了很大的提升。住院康复理疗的时间从最初的3—6 个月,已经缩短到了目前的 14 天甚至更短。特别是在 Dr. Weiss 博士所创立的 Scoliologic Best Practice Program 疗法中,传统的施罗斯核心疗法逐渐被新的四个大的模块所取代,传统的施罗斯方法已经被逐渐进行动作精简,成了Scoliologic Best Practice Program 中的一个模块,该模块只有在大 Cobb 角度的患者身上才需要实施,对于 Cobb 角度较小的患者,或常见的特发性脊柱侧弯患者,通常只需要 3 天的专业康复训练就可以达到原来需要数个月才能达到的效果。Scoliologic Best Practice Program 的核心治疗机制是,将形体矫正融入日常生活中,患者根据自身的情况,选择正确的坐姿和走姿等,避免侧弯曲线的加重。这个疗法包含 Physic-logic 训练模块、ADL 训练模块、3D-made-easy 训练模块、New power schroth 理疗四个方面。目前我们倡导的保守理疗趋向于短期理疗为主,住院理疗为辅的治疗方法。

如今,针对儿童和青春期少年的短期康复训练,我们已经有了丰富的经验,尤其是挺拔训练,更是可以保证在 3 天内高效完成。就已知的研究成果来看,如今正在被广泛实施的为期数周的住院康复治疗方式,并不能够使患者的健康状态得到根本性的改善(Yilmaz, Kozikoglu, 2010),并且也没有有力的证据表明,这种住院治疗能够改善患者的生理功能。此外,患者还必须保证在日常生活中,完全抵制有可能加剧弯曲的行为。如果矫形学习按照标准化的方式进行,那么就可以确保矫形质量,同时也符合再生产的目标。

脊柱侧弯矫形的目标被一致定义为:逐步培养患者的挺拔感和运动感,进而杜绝加剧弯曲的不良行为。这并不意味着必须参加花样繁多的训练,也并不旨在暂时的矫形,我们必须要实现一种可持续的训练结果,这是为期数周的住院治疗难以实现的(至少没有有力的证据加以证实)。毫无疑问,住院期间的团队练习能够更好地激发患者的斗志。此外,当同病相怜的人们聚在一起的时候,也往往能产生心理上的慰藉。可是,这种建立在社会心理学基础之上的动力,与其说能够帮助患者共同来实现某种特殊能力或者成功完成矫形,还不如说能够使患者得到一种刻骨铭心的生活经历。根据我们的经验,这种住院治疗的好处对青少年尤甚,但是 3 个月后,人们往往便已然将最初的治疗目标抛在了脑后,这也符合教育法原则。单纯从教育学角度来看,如今在住院康复领域中所使用的"Verschulte(移植)"理念,也就是所谓固定的"老师—学生模式"早已过时。这只能是一种短期记忆。这种教育法模块所传递的信息,只有那些极少数毅力极强的患者才能长期记住。此外,在这种康复治疗的第一周,往往会更多地涉及一些枯燥的理论知识(人体结构学、生理学),而不是有用的实际练习,这也并不能使患者产生足够的动力。

无论如何,只有那种立即进行康复练习的理念才是积极有效的。此外,通过"尽早开始"的教育理念,也能使患者更容易发现自己身体的缺陷,而正是这种自我的发现与发展,才是最长久的、难以忘却的(Weiss,2010)。

三天短期康复法主要依赖如下三大基本理念:第一,标准化的学习内容(保证过程高质量);第二,先进的教育理念;第三,先进显著的治疗方法(保证矫形结果高质量)。

这个短期康复项目(Weiss,2009;Weiss,2010;Weiss,2010b)主要是针对青少年儿童设立的,当然,这也适用于那些想要在短时间内学会高效项目的较为年轻的成年人。患有严重次级功能性障碍(慢性疼痛、低生活质量)的患者则依旧必须接受至少为期 4 周的住院治疗。为此,每一个外科矫形性质的康复治疗都必须遵循这个原则。对于病情严重的患者群来说,最主要的病症其实并不是脊柱侧弯,而是其背后的功能性障碍。

目前,已有足够的证据来支持脊柱侧弯保守治疗的疗效;甚至还有报道显示,保守治疗方法相较于手术治疗更加令人信服。因为手术治疗方式无论在改善患者身体状况方面,还是在优化患者生理功能方面都缺乏有力的支持证据(Weiss,2008;Weiss,Goodall,2008)。

Negrini 和 Mitarbeiter(2008)在他们的报告中介绍了一个在中国进行的控制性调查,与此同时,脊柱侧弯物理治疗被证明是 I 级治疗。对于罕见的疾病,人们自然不会多加研究。但是实际上,用于进行这方面研究的科学素材却并不匮乏,如果加以运用,极有可能促使该领域的研究进一步发展。就脊柱侧弯治疗领域来说,这样非但能够避免不必要的手术,而且从中期来看还能防止患者脊柱出现僵直的情况。

这种冒险性的尝试不仅能给那些承担治疗费用的机构带来巨大的经济利益(Weiss,Goodall,2010),对于患者来说也是好处颇多。因为就长期而言,患者接受手术的概率能在很大程度上得以降低(Weiss,Goodall,2008b)。

在那些接受过最新治疗理论培训后的理疗师的帮助下，门诊物理治疗或者是支具治疗辅助以短期康复治疗为理念，能使患者以最少的时间损耗以及承受最小的痛苦，来实现最好的治疗效果。

 附

历史传承

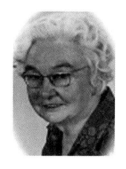

卡塔琳娜·施罗斯

Katharina Schroth（1894—1985），卡塔琳娜·施罗斯，德国著名的脊柱侧弯保守治疗专家。由于自己患有较严重的脊柱侧弯，为了维持度数、改善症状，她独创了施罗斯矫形体操。后来，她一直致力于大角度脊柱侧弯患者的保守治疗，从而尽力帮助患者避免手术，在欧洲康复界有着很高的声誉和地位。

Christa Lehnert-Schroth（1924—2015），克丽斯塔·莱纳特-施罗斯，是卡塔琳娜·施

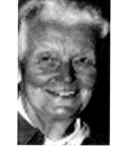

克丽斯塔·莱纳特-施罗斯

罗斯的女儿，德国著名的脊柱侧弯物理治疗师，一生有超过 50 年的治疗经验，著有《脊柱侧弯的三维治疗》一书。该书被翻译成几十种文字。她用毕生的精力继承和升华了母亲发明的施罗斯矫形体操。

Hans-Rudolf Weiss，国际知名脊柱侧弯矫治专家，医学博士，Asklepios Katharina 施罗斯诊所主任，骨外科、物理康复学、（德国）整脊疗法专家。《欧洲康复》及《儿童康复》杂志编委。脊柱侧弯杂志（www. scoliosisjournal.com）创始人及编委成员；国际脊柱畸形研究协会（IRSSD）常委、脊柱外科与康复治疗协会（SOSORT）常委，德国脊柱侧弯协会常委；第 6 届国际脊柱侧弯研究协会大会最佳临床论文奖、第 3 届 MOT 优秀论文奖获得者。

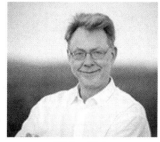

Weiss 博士

Weiss 博士系著名的施罗斯脊柱矫形技术发

明人 Katharina Schroth 女士的外孙。教育背景涵盖了现代医学、物理康复治疗、美式整脊等多个医学领域，甚至涉及传统中医学。他在脊柱外科、创伤骨科、物理康复医学领域均有建树。尤其在继承其外祖母发明的施罗斯脊柱矫正疗法的基础上，对该疗法的基本理论和物理运动形式进行了潜心研究，在欧洲及亚洲许多国家都进行了广泛的推广。该疗法仅仅通过医生指导下的矫形训练，就可以达到部分矫正严重脊柱侧弯的作用。

第三章　脊柱侧弯疾病相关知识

一、脊柱侧弯的基础知识

有数据显示，中国大约 1.06％的人有脊柱侧弯现象，这是一个惊人的比例。图 3-1 是正常脊柱与脊柱侧弯的对比图。

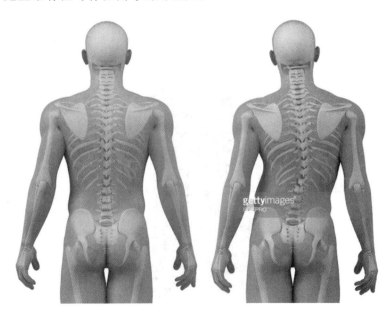

图 3-1　正常脊柱和脊柱侧弯

笔者制作脊柱侧弯支具这些年来，听到家长说得最多的，就是"我怎么不知道还有这种病""我怎么没早点发现"。而且，越是落后的地区，由于家长没有和孩子一起洗澡、游泳的机会，孩子脊柱侧弯就越难发现，等到发现的时候已经错过了最佳治疗时期。所以，我们有必要普及一下脊柱侧弯的知识，让更多的人了解这种疾病，做到早发现早治疗。

（一）脊柱侧弯的分类

脊柱侧弯根据病因不同，有特发性脊柱侧弯、先天性脊柱侧弯、神经肌肉性脊柱侧弯等情况，其中以特发性脊柱侧弯最为多见，占到了脊柱侧弯的80%。由于外伤造成脊柱侧弯的情况很少，事实上，虽然经过了大量的研究，我们目前对脊柱侧弯的具体原因仍不是很了解。就拿最常见的特发性脊柱侧弯来说，它就可能是由遗传因素、激素影响、结缔组织发育异常、神经—平衡系统功能障碍、神经内分泌系统异常等原因造成。因此，家长需要多注意孩子脊柱是否有异常弯曲情况，如果能及早发现的话，那么治疗就会容易很多。[①]

脊柱侧弯是影响青少年健康发育的重要疾病。最常见的脊柱侧弯分为以下两类：

（1）特发性脊柱侧弯（见图3-2），是指脊柱上各个椎体结构没有异常，只是弯向一边或者呈S形，临床常见，多是胸右腰左弯曲类型。医学界至今没有找到致病原因，所以将其命名为特发性脊柱侧弯。特发性脊柱侧弯多数可以通过支具矫形治疗取得理想效果，不需要手术。

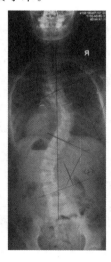

图 3-2　特发性脊柱侧弯

① 脊柱侧弯从目前观察来看，多发于女孩，家长在孩子快速发育阶段一定要多多关注，早发现早治疗，以免错过最佳治疗时间。

（2）先天性脊柱侧弯（见图 3-3），是指脊柱上部分椎体结构发生异常，即出生后有三角形半椎体、蝶形椎、融合椎，或肋骨发育等异常，导致脊柱生长过程中出现弯曲，支具矫形一般只能维持，大多需要手术矫正。

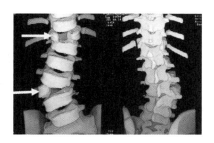

图 3-3 先天性脊柱侧弯

由于椎体发育异常，先天性脊柱侧弯一般都需要手术摘除或者融合部分椎体，然后用支具维持手术结果，直到孩子发育结束。

手术时间、手术方案都由医生来定。总的治疗思路是，如果支具可以维持侧弯不发展的话，尽量推迟手术。

我们通过下面的实例，进一步来解释。

图 3-4 中的孩子有先天性脊柱侧弯，医生做了部分椎体的融合。但是术后一段时间，身体继续向右侧偏移。这时，就需要支具控制侧弯。穿戴支具后，侧弯从原来的 18°减少到 6°左右。恢复大部分椎体在中线内的情况。

每天穿戴支具 12 小时，维持脊柱侧弯不继续发展。

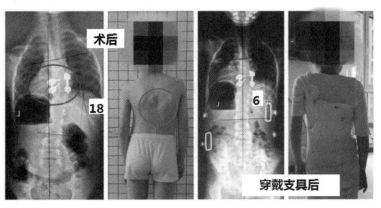

图 3-4 手术后与穿戴支具后对比

(二)女孩青春期发育过程与脊柱侧弯

在我国,一般把 12—18 岁这一年龄段看作青春期。青春期是人体生长发育的第二个高峰,这一时期生理上发生巨大变化,身高、体重迅速增长,各脏器如心、肺、肝功能日趋成熟,各项指标接近或达到成人标准。一般情况下,女孩青春期要比男孩早 1 年左右,从乳房开始发育到月经初潮,需 2—3 年,继而腋毛、阴毛长出,骨盆变大,全身皮下脂肪增多(尤其是胸部、肩部等),形成女性丰满的体态。男孩胡须长出,喉结突出,声音低沉,肌肉骨骼发育坚实,形成男性魁伟的体态。青春期是青少年生理发育和心理发展急剧变化的时期,是童年向成年过渡的时期,也是人生观和世界观逐步形成的关键时期。

青春期发育过程,首先是性的发育,包括性腺(卵巢)、内外生殖器官和第二性征的发育,其次是身体增长加速。

当女孩 13 岁左右时,卵巢逐渐增大,月经开始来潮。与之相应,子宫、阴道和外生殖器也逐渐增大、延长及成熟。上述这些变化,一般不露声色,往往不易引起人们的注意。但是,作为女性外在变化的第二性征却比较引人注目:9—10岁时,乳房开始发育,这是少女第一次显示的第二性征,是青春期萌动的标志;11岁时,阴毛出现;12—13 岁时,乳头乳晕继续增大,但仍与整个乳房轮廓浑然一体;阴毛继续增多,并向阴阜及腹壁中部发展,由细变粗,色素渐渐沉着。

女孩 13 岁左右(有的女孩较早),月经初潮,但一般还不规律,在头一两年内,卵巢功能尚未完善或成熟到足以排卵的程度;与初潮同时或稍后,腋毛长出,阴毛呈现女性特有的倒三角形分布,底边与耻骨联合水平相平行;乳晕区腺体发育,在已丰满增大的乳房上形成第二次隆起;14—15 岁时,可以呈现规律的排卵性月经;乳房发育成熟,乳头突出在轮廓鲜明的乳房上;16—17 岁时,发育接近成熟,骨骺愈合,身体停止生长。

女孩身高增长的开始时间早于乳房发育,并且大多数人在乳腺组织扩大到乳晕周围时达到高峰速度。此时身高平均每年增长 8cm,甚者达 10—13cm;同时体重也相应平均每年增加 5—6kg,多者达 10kg。此后,生长速度开始下降,月经初潮后继续长高的潜能有限,一般每年只有 3—5cm。从开始骤长到生长停止,女孩平均身高增长约 25cm。因此,仅仅是几年的光景,原本纤弱稚气的黄毛丫头就已出落成一个窈窕水灵的大姑娘了。

对于女孩来说,发病如果较早,在身体增长加速前就有脊柱侧弯,那就一定要积极治疗,坚持穿戴支具,定期复查。因为,身体长得越快,侧弯的进展就越快。如果月经初潮 1 年后才发现脊柱侧弯,那就要好得多,因为那时孩子的骨骼接近成熟,脊柱侧弯发展的可能性就小,但同时矫正也会比较困难。

(三)脊柱侧弯孩子的 Tanner 分期

对脊柱侧弯孩子来说,矫形时机最为关键。医学界通过年龄、骨龄、身高等信息判断孩子处于发育的哪个阶段。此外,还有一个参数,那就是男孩女孩的 Tanner 分期。

正常的人群一生中有两个生长发育高峰期,第一次生长发育高峰期出现在婴儿期,第二次便是青春期了。青春期是从儿童过渡到性成熟的一个重要时期,最终获得生殖能力,是儿童发育的最后阶段。以性器官和第二性征的迅速发育及体格发育的加速为其主要特征,并伴有心理和行为诸方面的相应变化。随着年龄的增长,男女身体的生殖器官就会呈现出不同的体征,由此我们可以判断其生长发育进程,也就是我们通常所说的 Tanner 分期,一旦进入四期即标志着进入青春发育期。

1. Tanner 分期[①]

(1)Tanner 分期女孩乳房发育。

一期,发育前期,仅有乳房突出。

二期,乳腺萌出期,乳腺隆起,乳房和乳晕呈单个小丘状隆起,伴乳晕增大。

三期,乳房和乳晕进一步增大,但二者仍在同一个丘状水平面上,乳晕色素加深。

四期,乳头和乳晕突出于乳房丘面上,形成第二个小丘。

五期,成熟期,乳房增大,但乳房和乳晕又在同一个丘面上。

(2)Tanner 分期男孩睾丸发育。

一期,青春前期,睾丸和阴茎仍是儿童早期的大小比例,呈幼稚型。

二期,阴茎和睾丸增大,阴囊皮肤颜色变红,纹理改变,阴茎无变化,或变化很小。

三期,阴茎长度增加,睾丸和阴囊进一步增大。

四期,阴茎头增粗、发育,阴茎进一步增大,龟头露出,睾丸和阴囊继续增大,阴囊皮肤颜色加深。

---

① Tanner 分期:青春期发育的一种等级系统,以其提出者 J. M. Tanner 的名字命名。因为青年人成熟的速度不同,以年龄作为成熟的指标是不合适的。Tanner 等级系统以女性乳房、阴毛和男性生殖器、阴毛的渐进性发展顺序为基础。

五期,生殖器大小、形状达成人期水平,发育成熟。

2. 青少年时期是脊柱侧弯矫正的关键时期

正常来说,人在出生时脊柱呈 C 字形,即颈胸腰呈向后弓的状态。在婴幼儿时期,颈、腰开始形成向前弯的形状。一直到 14 岁左右,形状基本定型,完全成熟则要到 23—25 岁,正常的脊柱一共有 4 个生理弯曲。因此,14 岁以前是脊柱生长的关键时期,而脊柱矫正治疗与保健的最佳阶段则在 12 岁之前。

孩子脊柱发生侧弯时也会影响到正常的生理弯曲,会出现平背、腰前凸加大等现象,以及骨盆旋转和侧倾及脊椎呈 C 形或 S 形的侧弯症。其中,椎体在发生旋转的同时,整个脊柱形状也会出现扭转,引起"拧毛巾"效应。

目前脊柱侧弯的治疗方法主要有三种:(1)轻度定期随访观察,矫形体操;(2)支具治疗同时矫形体操;(3)手术治疗。医生会根据特发性脊柱侧弯的不同程度来选择治疗方法。国际最新的理念是尽可能通过支具等保守治疗方法来矫形和控制侧弯,避免进行手术治疗,因为手术的风险和后遗症非常多。

因此,面对处于青春发育期的青少年,家长和老师都应该特别注意其所特有的异常发育信息,尤其是在夏天孩子衣服穿得比较单薄时,一定要注意观察他们的身体外形。如果发现孩子有一侧肩膀比另一侧高,领口不平;一侧后背隆起;一侧髋部比另一侧高;女孩子瘦高发育早、双乳发育不对称,左侧乳房较大;两侧下肢不等长;腰部一侧有皱褶等外在的不良体征,那么就需要特别警惕了。

此外,家长也可以给孩子做一些简单的接触诊查,比如让孩子立正后向前弯腰,观察后背是否对称,或是用手触摸脊柱的脊突,观察是否在一条直线上。

脊柱侧弯如果能在早期发现,70%的患者可以通过规范化的非手术治疗进行干预矫正。脊柱侧弯 Cobb 角在 30°以内的,可以直接通过专用矫形器进行矫正。通过脊柱侧弯矫形器进行矫正,是目前唯一被证明的在治疗脊柱侧弯上具有疗效的非手术治疗方法。而其他一些宣传的所谓推拿、针灸、牵引等可治疗脊柱侧弯的,不但没有效果,相反还可能会延误最佳的矫正时机。

(四)脊柱侧弯与体表异常

1. 剃刀背

脊柱侧弯发生后,脊柱在三维空间内都会出现畸形,不单单是在额状面内的向侧方弯曲,在矢状面内还会引起平背、腰前凸增大、颈椎反弓等畸形。在水平面内,椎体会发生旋转,导致连接在椎体上的肋骨也出现畸形,反映到背部,就会出现剃刀背(见图 3-5)。椎体旋转度数越大,剃刀背越严重。

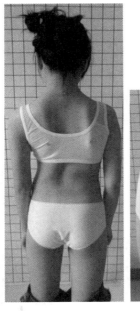
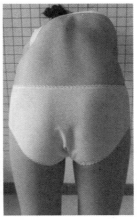

图 3-5 站立位和剃刀背

　　脊柱侧弯在腰椎、胸椎、颈椎都有发生。但是，为什么胸椎侧弯时椎体旋转度很大？这是由于人体各个部位的椎体形状不同导致的。如图 3-6 所示，在水平面观察各个椎体，A 和 B 分别是颈椎和腰椎，椎体的横径大于前后径，起到了防止旋转的作用；同时，颈部和腰部强有力的肌肉韧带也帮助控制了旋转。C 是胸椎，椎体则前后径大于横径，较易发生旋转畸形，带动肋骨变形，形成剃刀背。

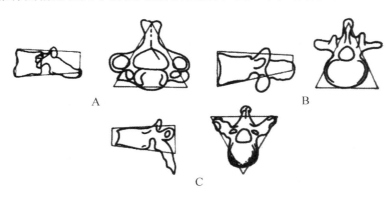

图 3-6 不同形状的椎体

2. 骨盆不水平

脊柱位于人体的中轴线上,而四肢对称地分布在脊柱左右两侧。当脊柱发生侧弯时,人体的站立平衡即被打破,引起一系列的身体变形。首先会引起骨盆的不水平。如图 3-7 所示,当脊柱向左侧弯曲,身体整体偏移到骨盆的左侧,为了保持身体站立姿势,右侧骨盆被动升高,髂嵴不水平,线 1 比线 2 低。如图 3-8 所示,脊柱向右侧弯曲,左侧骨盆被动升高,线 1 比线 2 高。这两种骨盆不水平并不是由于腿部长短引起的,不需要在脚底加补增高鞋垫,一旦加了鞋垫,人体自身建立的平衡会被打破,会加重脊柱的偏移。

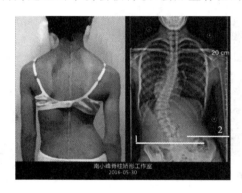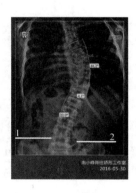

图 3-7　脊柱向左弯,右侧骨盆被动升高　　　图 3-8　脊柱向右弯,左侧骨盆被动升高

3. 骨盆倾斜、双下肢不等长

孩子发生脊柱侧弯后,往往会伴有骨盆和下肢的问题。一般有以下三种情况,一是下肢不等长伴有骶骨倾斜(见图 3-9);二是下肢等长伴有骶骨倾斜(见图 3-10);三是下肢不等长不伴有骨盆倾斜(见图 3-11)。因此,制作支具时需要先将下肢的问题解决,也就是脊柱的基础要先水平,再来矫形脊柱侧弯。在工作中,我们也发现,很多孩子的侧弯其实就是由下肢和骨盆的问题引起的,将骨盆调正之后,侧弯马上好转。

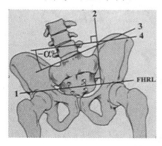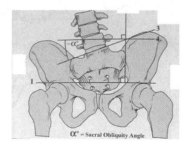

图 3-9　下肢不等长伴有骶骨倾斜　　　　图 3-10　下肢等长伴有骶骨倾斜

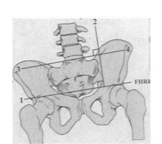

图 3-11　下肢不等长不伴有骨盆倾斜

(五)检查孩子是否脊柱侧弯

由于脊柱侧弯不痛也不痒,所以孩子即使发生脊柱侧弯,自己也感觉不到,这就需要家长来发现了。我们接触过一些脊柱侧弯的孩子,他们的家长在给孩子洗澡或者换衣服时,意外地发现孩子脊柱不正,才带孩子来医院检查。能用手摸出来甚至能用肉眼直接看出来弯曲,那么弯曲度一般都在 30°以上了,已经错过了治疗的最好时机,所以家长可以通过一个简单的弯腰实验来判断孩子是否有脊柱问题(见图 3-12、图 3-13)。

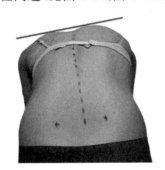

图 3-12　弯腰实验

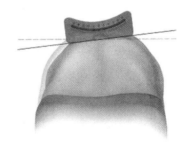

图 3-13　背部倾斜角测量

弯腰实验具体方法为:家长和孩子面对面或站于孩子背后,孩子双手伸直,两条腿站直并紧,往下弯腰。仔细观察孩子背部两侧是不是一样平,如不平,脊柱侧弯的可能性很大,这样可以发现一些很轻的、早期的侧弯。

除了这个实验,平时也可以通过以下细节来判断是否脊柱侧弯:

(1)一侧髋部比另一侧高,腰部不对称。

(2)一侧肩膀比另一侧明显突出或"增大"。

(3)领口不平,一侧肩部比另一侧高。

（4）女孩双乳发育不均等，一侧的乳房往往较大。

（六）脊柱侧弯国际通用的治疗标准

脊柱侧弯比较复杂，国内的治疗方法也有很多，比如中医调理、推拿、竹片捆绑等方法，但效果不甚明显。现将国际通用标准发布，各位家长可以自己对照标准，做到心中有数。

1. 儿童（没有成熟标志）

（1）Cobb 角小于 15°：观察（6—12 个月复查一次）。

（2）Cobb 角在 15—20°之间：门诊体操矫形，每周两次，3 个月后，可以两周进行一次。同时进行家庭体操训练。

（3）Cobb 角在 20—25°之间：门诊体操矫形，需要一个 3—5 周的密集训练（每天 4—6 个小时）。

（4）Cobb 角大于 25°：门诊体操矫形和支具矫形（每天穿戴 12—16 个小时）。

注：没有成熟标志，即孩子没有进入第二青春期，男孩尚未开始变声，女孩没有乳房发育等特征。

2. 儿童和青少年，Risser 征[①] 0—3 级（女性乳房发育到月经初潮）

此段时期为女性发育高峰期，身高增速最明显。这个时期最关键。

（1）Cobb 角小于 15°：观察（每 3 个月复诊一次）。

（2）Cobb 角在 15—25°之间：门诊体操矫形，定期的密集体操矫形康复训练。

（3）Cobb 角在 25—45°之间：门诊体操矫形，定期的密集体操矫形康复训练＋支具矫形（每天 16—22 个小时）。

3. 儿童和青少年，Risser 征 4 级（月经初潮开始）

（1）Cobb 角小于 20°：观察（6—12 个月的时间间隔）。

（2）Cobb 角在 20—25°之间：门诊体操矫形。

（3）Cobb 角在 25—35°之间：门诊体操矫形，密集的体操矫形康复训练。

（4）Cobb 角大于 35°：门诊体操矫形，密集的体操矫形康复训练＋支具（每天大约 16 个小时足够）。

4. Risser 征 4—5 级（月经后两年，发育结束前）

（1）Cobb 角在 25—30°之间：门诊体操矫形。

---

① Risser 征：骨骼成熟度，从髂嵴上的骨化阶段间接判断椎骨的骨化程度，分 0—5 级。5 级意味着骨骼成熟。Risser 征基于 X 线片观察。

（2）Cobb角大于30°：门诊体操矫形，定期密集的体操康复训练。

（七）脊柱侧弯弯友如何少走"弯"路

如何才能少走"弯"路？这也是笔者写博客和本书的目的。其实，脊柱侧弯的诊断很简单，治疗方法也非常明确。Cobb角20°以下——观察，配合矫形体操。家长也不用太紧张，毕竟已经发现了，也就在控制之中。Cobb角20—55°——有效的支具矫形，配合个性化的矫形体操。保证支具穿戴时间，一般每天要戴22小时，并配合每天半小时的锻炼。定期复查，定期更换支具。超过55°——建议手术治疗，但也要根据年龄、孩子意愿等因素综合考虑。毕竟手术有风险，手术后可能有后遗症和并发症。

以下说说家长的误区：

（1）期望以锻炼矫正侧弯，每天游泳几千米，吊单杠几个小时等。所花时间太多，占用了支具矫形时间。

（2）通过按摩、牵引、瑜伽等方法来矫正，但保守治疗被证明有效的只有支具和矫形体操。

（3）自己研究方法，通过视频、看书来得到一些方法给孩子使用。

（4）持续紧张。孩子得了脊柱侧弯，家长每天看脊柱有没有变直，测量身高过于频繁，给孩子也造成很大的心理压力。其实，3个月测一次身高就够了。

（5）希望矫正到0°。脊柱侧弯矫形很难完全矫正到0°，一般都会留有一些度数，但这些度数不会有什么影响。20°以下，外表也很难发现。

1. 脊柱侧弯介绍视频网址：http://v.youku.com/v_show/id_XNDk4OTgwMzA4.html

2. 各种脊柱侧弯矫形器介绍视频网址：http://v.youku.com/v_show/id_XNDk5OTc1MzQ0.html

3. 脊柱侧弯发展过程视频网址：http://v.youku.com/v_show/id_XNTE1MzgwOTM2.html

（八）牙齿咬合紊乱对脊柱侧弯的提示

在Christa Lehnert Schroth所著的《脊柱侧弯的三维治疗》一书中，发现早在1979年时，一位名为安德烈亚斯·普拉格（Andreas Prager）的牙医，在其《颌骨与脊柱畸形相互关系的研究》的博士论文中显示："当时受检查的组别分别为80人、100人、120人及130人。他们都有牙齿咬合紊乱，而这显示脊柱与颌骨有关系。"这篇论文的大部分研究,是在位于德国的巴特索伯尔尼海姆的施罗斯诊所完成的。

对于青少年的特发性脊柱侧弯,大家的共识是"早发现、早治疗",但是由于脊柱侧弯通常没有症状,因此"早发现"变得非常困难。从上述研究的结果来看,我们可以通过检查孩子是否有牙齿咬合的问题,作为侧弯早期发现的一个提示(见图3-14)。

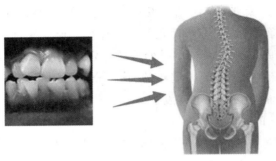

图 3-14 牙齿咬合与脊柱侧弯

(九)脊柱侧弯孩子保持标准体重也很重要

人体脊柱承受上半身的重量,一旦发生弯曲和偏移,重量分配就不均衡。失衡状态下,重量越大,侧弯加重风险越大。相反,重量越小,加重风险越小。

如图3-15所示,当脊柱是直的时候,天平的两边重量分配一样。随着侧弯和偏移发生,天平左边重量大,右边小,会把脊柱不断地拉向坏的方向。

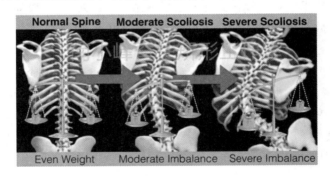

图 3-15 脊柱的平衡与失衡

所以,对于脊柱侧弯的孩子来说,标准体重有利于侧弯恢复。如图3-16,这个孩子2004年生,2016年10月发现腰部侧弯46°(见图3-17),月经已经2年,发育基本结束。身高152cm,体重53kg。2017年8月更换支具时,身高154cm,体重47kg。2017年12月复查时,身高155cm,体重46kg。

从数据和图片可以看出,孩子体重在不断下降,1年多时间,减少了7kg左右。治疗过程中,她的肌肉力量增加,脂肪减少,体表对称度不断变好。

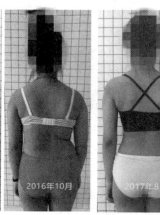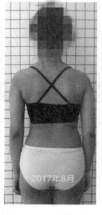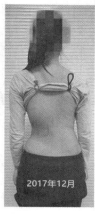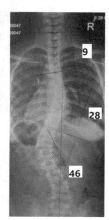

图 3-16　身体对称度不断变好　　　图 3-17　腰部侧弯 46°,
胸部侧弯 28°

(十)脊柱侧弯患者的日常生活姿态非常重要

脊柱侧弯不断加重,风险来自孩子的生长发育和脊柱负重。也就是说,脊柱在发育期会越长越弯,重量压在脊柱上会越压越弯。

要想在日常生活中减少侧弯进展的风险,站、坐、行的姿势非常重要。如图 3-18－图 3-21 所示,相同患者在不同姿势下,脊柱侧弯表现差别很大。用左侧的姿态,侧弯进展风险变高;用右侧姿态,侧弯得到控制。

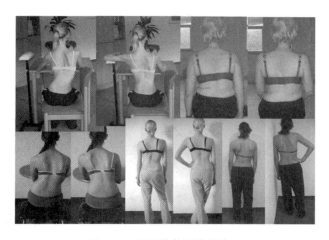

图 3-18　不同姿势下的侧弯一

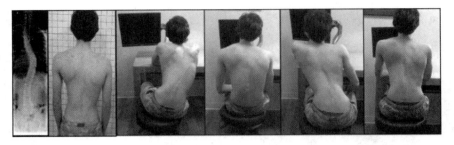

图 3-19　不同姿势下的侧弯二

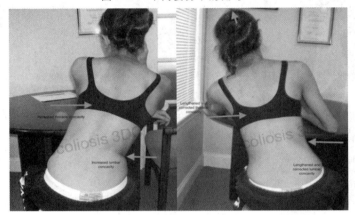

图 3-20　不同坐姿下的侧弯

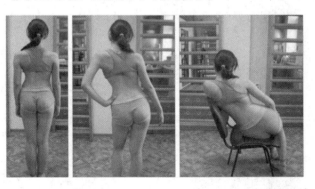

图 3-21　日常锻炼

（十一）特发性脊柱侧弯患者保守治疗指南

特发性脊柱侧弯好发于青春期女孩，发病时无任何不适，容易被家长忽视。

对于特发性脊柱侧弯，Cobb 角 55°以内，都是采用保守治疗。保守治疗分为三种：观察、物理治疗和支具治疗。

医生如何确定具体的治疗方法呢？国际脊柱侧弯协会给出了一个治疗指南，如图 3-22 所示，三个区域分别是不同的治疗区域。竖轴是侧弯恶化的发生率，恶化率超过 60％，就需要支具矫形。横轴是进行性因子，该因子超过 1.6 就需要支具矫形。中间的曲线是恶化率的走向。在图的下方是进行性因子计算公式。

我们举例说明：

（1）一个 12 岁的女孩，侧弯 20°，骨龄 1 级。应该如何治疗？我们将数据套入公式，得到的进行性因子是 1.42。横轴找到 1.42，对应的区域是物理治疗。恶化的风险是 40％。暂时不需要支具。

（2）一个 14 岁的男孩，侧弯 40°，骨龄 3 级。应该如何治疗？我们将数据套入公式，得到的进行性因子是 2.2。横轴上找到 2.2，对应的区域是支具治疗。其恶化的风险是 95％。

当然，这只是一个评估的方法，还需要结合脊柱偏移情况、椎体旋转度等综合分析，然后给出治疗方案。

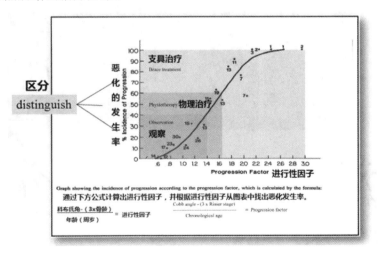

图 3-22　特发性脊柱侧弯治疗指南

(十二)不加控制的侧弯发展速度到底有多快

脊柱侧弯一旦发生,随着孩子的生长发育,度数持续增加。如果不加以干预,侧弯的恶化速度有多快?其实很难研究,因为,一旦发现孩子侧弯,整个家庭都会积极应对,不会任由侧弯持续进展。

2016年,我工作室遇到一个相对特殊的病例,让我们又一次看到了庸医耽误孩子治疗的严重后果。同时,也让我们有了客观的证据,看到了侧弯发展速度。为了保护孩子隐私,我们隐去具体信息。

任某,女,2002年生。2013年5月,家长发现孩子腰部侧弯(见图3-23),度数27°,当地医院医生让观察,说支具作用不大,而且孩子比较难接受。2013年12月再次拍片复查,度数增加到30°,医生继续让观察治疗。2016年10月拍片检查,度数为45°。

在这3年多的时间里,侧弯度数增加了18°,几乎每两个月1°,恶化速度非常快。

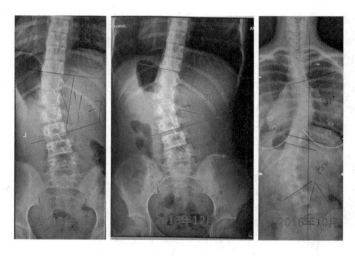

图 3-23　侧弯从轻到重的过程

为了让孩子在不手术的前提下体表有所恢复,家长选择了德国 GBW 支具,由于孩子月经2年以上,发育基本结束,柔韧性差,戴支具拍片度数为28°(见图3-24)。

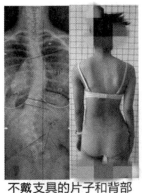
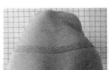
背部倾斜角度很大，约24°

不戴支具的片子和背部

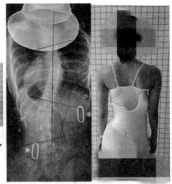
戴支具后的片子和背部照片

图 3-24　孩子体表及戴支具情况

（十三）特发性脊柱侧弯治疗方法介绍

特发性脊柱侧弯至今病因不明，但是治疗方法非常多。总的分为两种：一种是被动矫正，例如支具、美式整脊、牵引等；另一种是主动矫正，例如施罗斯体操、瑜伽等。下面就各种治疗方法逐一介绍。

1. 被动治疗方法

被动治疗方法有的针对肌肉，有的针对小关节，只有支具可以长时间保证脊柱处于比较直的位置，同时可以逆转侧弯引起的各种躯干畸形。

（1）正骨、美式整脊：主要针对脊柱的椎体之间的关节错位。对于小的脊柱关节错位，这类方法非常有效；但脊柱侧弯是脊柱在三维空间发生畸形，单纯依靠此类方法，短期会看到一些体表改善，但很难维持好的结果。

（2）针灸、拔罐、推拿、按摩、电疗：此类方法都是针对脊柱两侧的肌肉，可以放松紧张的部分肌肉或者试图加强某侧部分的肌力。对于矫形侧弯帮助不大，还可能有加重侧弯的风险，这是由于脊柱侧弯后，脊柱两侧的韧带和肌肉的长短、肌肉的强弱都是不一样的，如果错误地将凸侧放松、拉长，则侧弯可能加重。

（3）牵引床、吊单杠：这些方法都是试图通过外力拉长脊柱，但其实很难保持。牵拉状态下，脊柱变得较直，但外力卸掉后，脊柱又回到弯的状态。主要问题是，在牵拉时，脊柱在水平面的旋转并没有消除，脊柱像弹簧一样，最后没有效果。此外，单纯的被动牵拉容易造成生理曲度的改变，对于侧弯的矫形更加不利。

（4）支具体系：最为有效，它可以矫正脊柱的偏移，改善椎体的旋转和减少弯曲的度数。目前,全球范围内有很多支具种类,美国的密尔沃基、波士顿支具,法国的里昂支具,日本的大阪医大支具,德国的色努支具和 GBW 支具。目前使用了 3D 扫描技术、配合计算机辅助设计和制造加工出来的 GBW 支具是矫正率最高的支具体系(见图 3-25)。

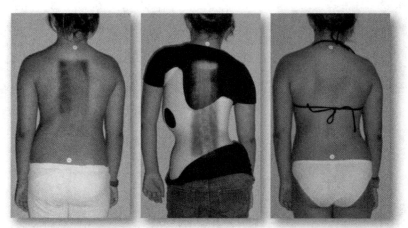

Slight overcorrection of this single curve pattern in a GBW. As can be seen in the follow-up after 3 months (right) the curve now is rebalanced and a cosmetic improvement has been achieved. (With kind permission by Nico Tournavitis, SBPRS, Thessaloniki, Athens, Nikosia)

图 3-25　GBW 支具[①]

2. 主动治疗方法

下面我们就主动治疗方法做一些分析。

(1)单纯的肌力强化训练。比如燕飞、仰卧起坐等腰背肌锻炼,目前还没有哪个文献资料证实训练哪一部分肌肉就可以降低侧弯度数。况且,在做这些练习时,脊柱是弯曲状态,会给肌肉错误信息。

(2)普拉提、瑜伽。瑜伽能增强身体力量和肌体弹性,身体四肢均衡发展,但对于脊柱侧弯来说,不是所有弯曲类型都适合。Weiss 博士的母亲在其网站上早就做了阐述(见图 3-26,网址:http://www.schrothmethod.com/yoga-for-scoliosis)。部分不适合练习(见图 3-27),这些动作都将弯曲的脊柱从两头向中间挤压,从而缩短了脊柱的长度,会有加重脊柱侧弯的风险。

---

① 文字翻译:这个单弯患者穿戴 GBW 支具,从 X 片看有轻微的中线过矫。经过 3 个月的随访(右侧),这个单弯患者的脊柱重新得到平衡,体表对称度也非常好。

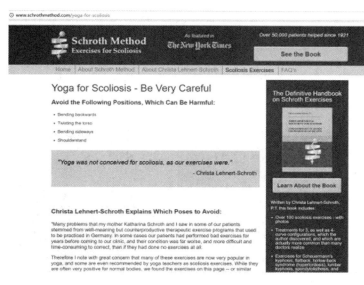

图 3-26　网站上的阐述

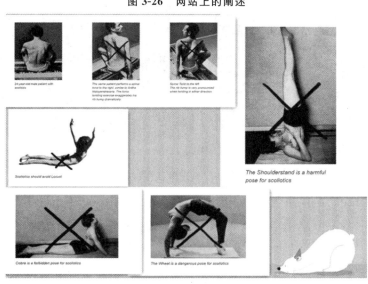

图 3-27　脊柱侧弯孩子不适合练习的动作

（3）旋转呼吸训练法——施罗斯疗法（Schroth Method），由德国著名的脊柱畸形保守治疗和康复专家卡塔琳娜·施罗斯（Katharina Schroth，1894—1985）发明，她一生致力于大 Cobb 角度脊柱侧弯的保守治疗，从而尽力帮助患者避免手术，在欧洲康复界有着很高的声誉和地位。

　　该疗法主要是通过患者自主牵伸和侧移动作(见图3-28)使脊柱变直,然后通过旋转呼吸法,将凹侧顶出,吹气时收缩肌肉,使肌肉逐渐形成记忆,保持脊柱处于较直的位置。

　　该疗法可以有效改善患者的肺活量,训练得当可以减小脊柱侧弯度数,可以促进背部凸凹两侧的肌力平衡,改善体表的对称度。

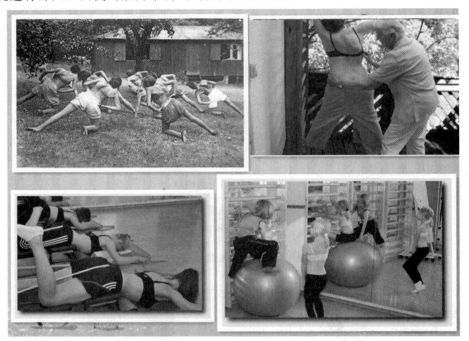

图 3-28　自主牵伸和侧移

(十四)脊柱的重要性

　　人的脊柱就好比是楼房的钢筋结构,负责支撑人体上半身的重量,凡坐、卧、跑、跳各种姿势和活动都得依靠脊柱的支撑(见图3-29)。而完美脊柱最主要的衡量标准就是韧性、强度、弹性。事实上,脊柱除了担负支撑身体的功能外,还掌握了我们的健康。脊柱柔韧性的减弱就是人体衰老的早期征兆。很可惜的是,一般人缺乏对脊柱的保健观念,常常将腰酸背痛、驼背、侧弯等毛病当作仪态问题来对待,而不会认为这是"生病"了,也常常错失矫正、治疗的最佳时期,让身体的失衡状况越来越严重。

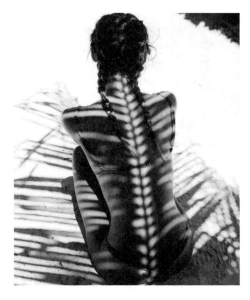

图 3-29　人的脊柱

　　我们从两个面来具体说明脊柱的情况(见图 3-30)。额状面上我们的脊柱呈一条垂直于地面的笔直的线,而矢状面有一定的生理弧度,这样的弧度总共有 4个:颈椎和腰椎的弧度向前凸出,胸椎和骶尾部分向后凸出,形成颈、胸、腰、骶 4个生理弯曲。

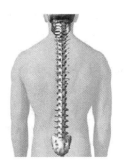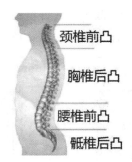

颈椎前凸

胸椎后凸

腰椎前凸

骶椎后凸

图 3-30　额状面(背面)与矢状面(侧面)

　　脊柱的生理弯曲并非生来就有,它是一个变化的过程。新生儿的胸椎和骶椎具有先天的生理弧度,被称为第一弯曲。当孩子在地上爬行开始抬头,颈部的椎骨就逐渐凸向前方,颈曲就出现了。小孩能坐了,为了保持身体平衡,腰椎凸向前方,就有了腰曲,至此 4 个生理弯曲形成(见图 3-31)。

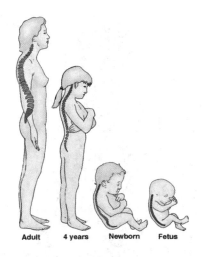

图 3-31　脊柱的生理弯曲

　　脊柱保持正常的生理曲线对人体至关重要,例如,颈椎生理曲度的存在,能增加颈椎的弹性,减轻和缓冲重力的震荡,防止对脊髓和大脑的损伤;腰曲可以保持人体自身的稳定和平衡;胸曲和骶曲向后凸出,可以最大限度地扩大胸腔、盆腔脏器的容量。脊柱的 4 个生理弯曲使脊柱如同一个弹簧,可以缓冲人在运动的时候从下肢传导上来的震荡,才不会让颅脑跟着剧烈震动。有生理弯曲的脊柱要比没有弯曲的脊柱更具有稳定性,这是因为弯曲加大了躯干中心在基底的面积。

　　随着社会的进步,低头族的数量在不断增加。长时间低头看手机,长时间坐在电脑前,这些都会使脊柱出现问题,影响我们的健康(见图 3-32)。

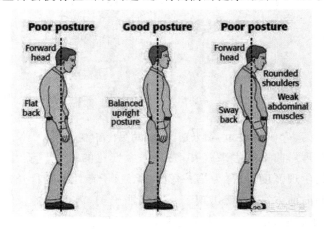

图 3-32　脊柱问题影响健康

腰背部肌肉是维持脊柱稳定性的重要结构之一,强壮的腰背部肌肉,就像脊柱强有力的保护伞,加强腰背肌的锻炼,有助于维持及增强脊柱的稳定性,可以有效地预防急慢性腰部损伤及脊柱侧弯的形成,对疾病康复则更为关键。腰背部肌肉的锻炼方法如图 3-33 所示。

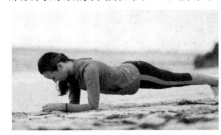
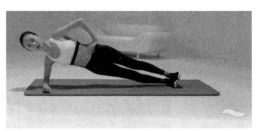
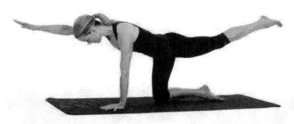

图 3-33 腰背部肌肉的锻炼方法

如若腰背部肌肉不平衡,则会出现脊柱的一些疾病。譬如说脊柱侧弯(见图 3-34)。处于生长发育期的孩子,家长一定要密切关注孩子后背的变化。一旦出现不对称,我们应该立即寻找正规的治疗机构,采取有效的治疗方法。

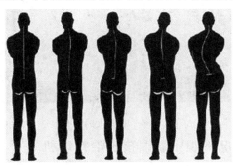

图 3-34 脊柱侧弯

北京国康脊柱侧弯矫形工作室对于生长发育期的孩子出现的脊柱侧弯,通常采用的是 3D 扫描及计算机辅助设计的支具和施罗斯矫形体操结合的保守治疗,效果很不错(见图 3-35)。

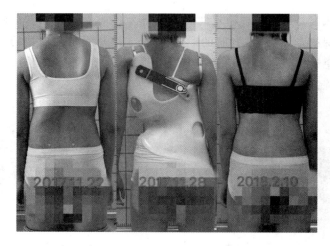

图 3-35　生长发育期患者的治疗

对于生长发育结束的成年人,通常只建议他们通过施罗斯矫形体操的锻炼来改善体表(见图 3-36)。

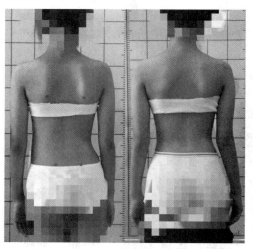

图 3-36　成年人的治疗

(十五)某些情况下观察耽误孩子治疗时机

脊柱侧弯一旦发现,应该积极地检查、治疗,家长肯定都知道这个道理。但如果医生的经验不够丰富,草率地给出意见,会耽误孩子的治疗时机。最近,我们工作室就遇到这么一例患者。下面是详细情况,为了保护孩子隐私,在此隐去孩子真实信息,下同。

张某,女,2003 年生。2015 年发现脊柱侧弯,在苏州某骨科医院就诊。拍片检查,胸腰部侧弯 19°,医生建议观察。2016 年,孩子拍片复查,度数还是 19°(见图 3-37)。度数没有增加,医生还是建议观察。家长不放心,找到我工作室做进一步检查。经过详细检查后,我们发现孩子脊柱整体偏左(见图 3-38),背部体表对称度非常差(见图 3-39)。背部倾斜角 23°。如不能及时支具矫形,改善度数和体表,对孩子影响非常大。

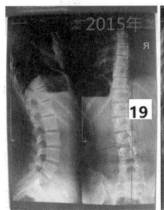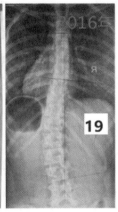
图 3-37　治疗无效果

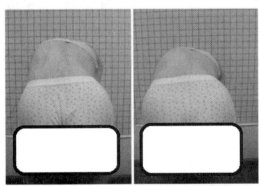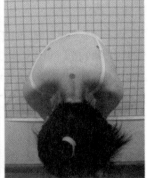
图 3-38　脊柱偏左

图 3-39　背部体表

结论:这个医生只知道度数超过 20°才做支具,低于 20°就观察。但对于脊柱侧弯患者来说,还有一个更重要的指标,就是背部倾斜角(ATR)。有的孩子度数小,但椎体旋转严重,背部倾斜角大,一定要及时采用支具矫形,而不是观察。国际上在筛查病例时,用 Scoliometer 角度尺测量背部(见图 3-40),超过 5°即为脊柱侧弯疑似病例。这个孩子的背部倾斜角为 23°,相当于 50°侧弯孩子的背部。

所以,这个孩子在 2015 年发现侧弯时就应该采用支具矫形,而不是观察,耽误了孩子 1 年的治疗时间。

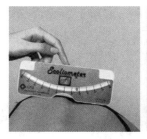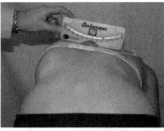

图 3-40　背部测量

(十六)脊柱侧弯对身高的影响

脊柱出现侧弯后,使躯干发生旋转及扭曲变形,导致脊柱的纵向高度缩短,从而影响了患者的身高。度数严重的患者身高影响也严重,会使得身体比例出现异常。侧弯对身高的影响与侧弯的弯曲度数有直接的关系,国外的侧弯治疗工作者在患者的 X 片上进行测量:找到要测量的弯弧上、下终椎,然后用一条弧线来串连上、下终椎之间各个椎体的中点,最后再测量上、下终椎中点之间的直线距离,用弧线长度减去直线距离就得到了脊柱缩短的长度,这个代表了侧弯对身高的影响数值(见图 3-41)。线条 1 的长度减去线条 2 的长度,结合 X 片的尺寸比例得到脊柱缩短的数值。

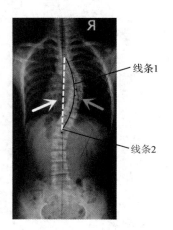

图 3-41　测量方法示意图

20°	1	厘米	90°	8	厘米
25°	1	厘米	95°	8.5	厘米
30°	1.5	厘米	100°	9	厘米
35°	1.5	厘米	105°	9.5	厘米
40°	2	厘米	110°	10	厘米
45°	2.5	厘米	115°	11	厘米
50°	3	厘米	120°	12	厘米
55°	3.5	厘米	125°	12.5	厘米
60°	4	厘米	130°	13	厘米
65°	4.5	厘米	135°	14	厘米
70°	5	厘米	140°	15	厘米
75°	5.5	厘米	145°	16	厘米
80°	6.5	厘米	150°	17	厘米
85°	7	厘米			

图 3-42　侧弯角度与躯干缩短的参考数据

图 3-42 是对于胸弯进行测量，显示侧弯角度与躯干缩短的参考数据。

(十七)脊柱侧弯与生长曲线

特发性脊柱侧弯大多出现在青春期，此时是由儿童逐渐发育成为成年人的过渡时期，是人体迅速生长发育的关键时期，也是继婴儿期后，人生第二个生长发育的高峰期。

图 3-43 是一个以女孩为观察对象的生长曲线图，图中坐标轴的水平方向代表年龄，纵直方向代表年生长高度。图中 10—13 岁的区域即为生长发育的最高峰，该期间生长最快时可年长高 6—10cm，对于已经出现脊柱侧弯的孩子来讲，此时是侧弯加重风险最高的阶段，但同时这个也是使用支具矫正脊柱侧弯的最佳时期，因为身体韧性好，身体骨骼未定型，支具佩戴后可以有效矫正侧弯度数。当 13 岁过后到 15 岁时，生长发育速度逐渐减缓，但此时侧弯仍会持续加重，还是需要使用支具来控制和矫正，直到 X 线片上显示髂脊骨骺线闭合为止。

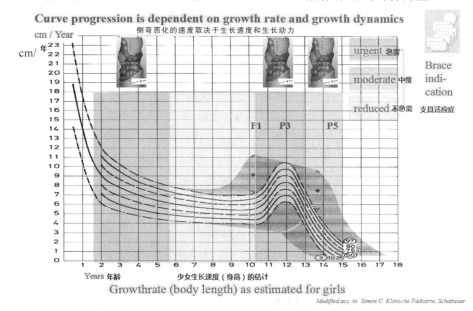

图 3-43 侧弯恶化生长曲线图

(十八)轻度侧弯时如何观察体表变化

在临床脊柱侧弯的评估及治疗过程中，对 Cobb 角在 20°以上的患者要使用支具治疗，但对于 20°以下的患者，不论是医生还是支具师，通常也都是建议患者

"回家观察"。青少年的特发性脊柱侧弯,在生长发育高峰期变化较快,有可能短短几个月就增加一二十度,家长日常的关注是非常重要的。为此这里讲一下正确的"回家观察"方法。

第一步,站立位检查:最好是洗完澡后,患者自然站立、双下肢自然放松于身体两侧,家长站在孩子身体正后侧,观察两侧腰部的弧线是否对称,侧弯度数增大时,不对称现象加重;侧弯度数越大,身体两侧不对称越明显(见图3-44)。

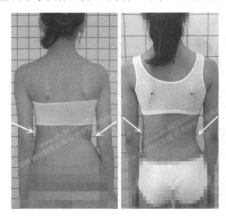

图3-44　站立位检查
(侧弯后身体两侧腰部弧线不对称,见图中箭头处)

第二步,弯腰检查:患者向前弯腰90°,家长同样站立在孩子身体正前方或后方,视线与腰、背部平行,查看身体两侧的对称程度。侧弯度数增大时,背部或者腰部一侧出现剃刀背(胸廓变形、旋转后,肋骨凸起或腰部肌肉鼓起),侧弯度数越大,剃刀背也越明显(见图3-45)。

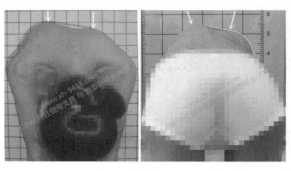

图3-45　弯腰检查
(侧弯会伴随出现椎体的旋转,引起剃刀背的现象。见图中箭头两侧背部或腰部不等高)

对于 10—16 岁间的孩子,建议家长每月观察一次,用手机拍下照片,拍照时可选择墙面贴有瓷砖的地方,可用砖封来代替图中的网格线,这样容易对比变化。如果上述两项出现较大变化,就要立即前往医院拍 X 线片复查,尽早采取正确的治疗方案。

二、脊柱侧弯与 X 线片

家长一旦发现孩子背不平,应该尽快带孩子去医院拍片检查,第一次拍片最好就拍"全脊柱站立位正侧位片",因为有的医院拍不了或者医生不知道,导致拍的片子以后不能用。确诊度数和治疗方案后,如果要支具矫形,那就需要再加拍 3 张片子,分别是躺位正位片和左、右侧曲位(站立矫形位)正位片,主要目的是确定支具矫形的目标和矫形器制作时的生物力学方案。当然,家长会担心拍片有辐射,这是无法避免的,建议家长给孩子买铅内裤保护生殖系统。

(一)戴支具拍的 X 线片怎么看

通过一段时间的努力,很多家长都知道戴支具一定要拍片,检查支具效果,但还是有很多孩子戴着不合格的支具,这是为什么? 主要是家长不会看戴支具的 X 线片。在这里以一张真实片子举例来教大家怎么看。如图 3-46 所示,支具一般会有金属的方扣。第一步就是测量角度,选用同样的椎体来对比。很多地方拍了片子,但不给你测量,眼睛一看就说直了很多,敷衍过去。这个时候一定要坚持,孩子拍 X 线片,就是为了看支具效果,不测量角度,效果如何判断? 第二步是看空间,支具和身体之间是否有空间给孩子发育。

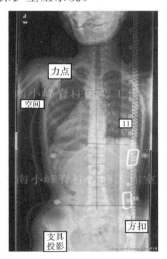

图 3-46　支具片检查信息组成

戴支具拍片除了能检查侧弯度数、释放空间、力点位置等信息,还可以看到椎体旋转度的改变,脊柱整体平衡性、肋弓间隙是否拉开(见图 3-47)。

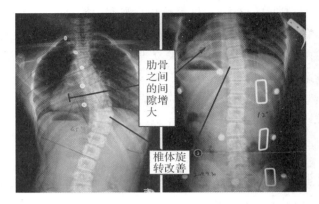

图 3-47　戴支具后椎体旋转改善

（二）如何通过 X 线片判断椎体旋转程度

孩子脊柱侧弯后，从体表上观察，首先是背部高低不平，这就是椎体旋转造成的，俗称"剃刀背"。椎体旋转越厉害，剃刀背就越明显。那么如何通过 X 线片判断椎体的旋转程度呢？国际上通用的方法是通过椎弓根投影到片子上的类似两个小眼睛的部分来判断，如图 3-48 所示。

0°——正常，椎体无旋转。

1°——双椎弓根影向凹侧移位，但凹侧的部分不消失。

2°——凸侧椎弓根影向中线移位，凹侧的部分消失。

3°——凸侧椎弓根影移到中线，凹侧的完全消失。

4°——凸侧椎弓根影越过中线。

（三）戴支具拍片最理想的结果是什么

特发性脊柱侧弯治疗方法很多，按照重要性来排序，支具最为关键，其他依次是施罗斯矫形体操、腰背肌训练、游泳，不要本末倒置。

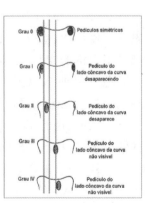

图 3-48　椎体旋转程度参照表

戴支具拍片是检查支具有效性的唯一方法，那戴上支具最理想的结果是什么？答案是双过矫，就是中线过矫和度数过矫。

为什么要过矫？因为侧弯在支具内的状态很难保持，脱掉支具后一定会反弹，我们事先把反弹考虑进去，等脱掉支具后，脊柱的位置才能达到理想状态。正所谓矫枉必须过正。

　　我们用下面的两个实例来具体分析。这两个孩子都佩戴了德国 GBW 支具,力点精准,都达到了双过矫的理想状态。

　　如图 3-49 所示,从左到右看,度数从 18°矫正到−5°。中线左边的椎体在支具内矫正到中线右边。度数和中线都过矫。

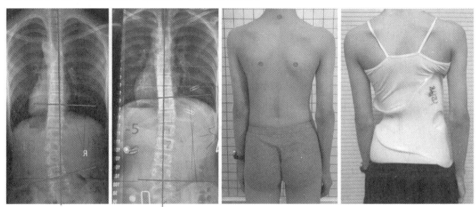

图 3-49　不戴支具与戴支具对比

　　如图 3-50 所示,从左到右,不戴支具 16°,戴支具−4°,度数过矫。戴支具后,偏离到中线右侧的椎体矫正到中线左侧。中线过矫。

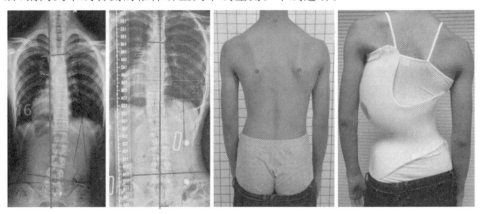

图 3-50　不戴支具与戴支具对比

　　当然,大部分孩子很难实现双过矫。当双过矫不能实现时,先实现中线过矫,度数尽量减少。

　　还有一些孩子度数和中线都不能实现过矫,就需要通过矫形体操,改善脊柱柔韧性,逐步实现好的矫形结果。

(四)实例说明戴支具拍 X 线片的重要性

脊柱侧弯的保守矫治方法,主要有侧弯矫形器和矫形体操。而影响矫形效果的因素有很多,比如,正处于生长发育期的最佳矫形时机、保证侧弯矫形器的穿戴时间、坚持正确的锻炼方法(施罗斯体操)、定期复查等。其中,矫形器起主要矫正作用,体操起辅助和进一步稳固作用,但首要条件是矫形器必须合格、有效。

怎样才能判定侧弯矫形器是否合格有效呢?

这就需要矫形器制作完成后,对矫形器进行科学的评估。目测、对线等对体表的检查只能观察人体表面的状态,不够准确。这就需要患者拍摄穿戴矫形器的 X 线片。通过该 X 线片,可以准确地检查矫形器的矫正力作用在脊柱、肋骨上的位置和大小,脊柱侧弯矫正情况,释放空间等,同时还可以看到椎体旋转度的改变,脊柱整体平衡性,肋弓间隙是否拉开等重要信息。因为每个患者身体的柔韧性、年龄、生长状况都不一样,矫形器对其达到的矫正效果就不会相同,这时矫形器技师要参考 X 线片对矫正力的位置和大小进行必要的个性化调整,避免患者穿戴无效的矫形器,延误了最佳矫正时机。

我们在临床工作中,接诊过一些脊柱侧弯患儿,他们在来我工作室就诊时已经穿戴过在别处制作的侧弯矫形器。可是,在检查中并没有他们穿戴矫形器拍摄的 X 线片,家长告知在别处制作完成后,并没有人让他们拍摄 X 线片,就直接将侧弯矫形器穿戴回家,并坚持穿戴。岂料穿戴无效的矫形器,不但耽误了治疗的黄金时间,而且孩子还白白地承受着穿戴无效矫形器的痛苦。

以下用一实际病例来说明侧弯矫形器制作完成后穿戴矫形器拍摄 X 线片的重要性,以此来告诫家长,穿戴新制作的侧弯矫形器后一定要拍摄 X 线片,检查支具效果并做必要调整后再坚持穿戴。

王某,女,于 2015 年在北京某配置机构制作了侧弯矫形器(见图 3-51)。

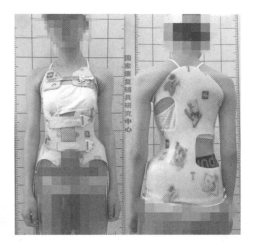

图 3-51 北京某矫形器

当时侧弯的度数为胸椎向右弯曲 25°,腰椎向左弯曲 10°。发现时侧弯度数不算太大,且年龄较小,正是矫正的黄金时期,矫正的效果应该非常好。但由于一直没有穿戴矫形器拍摄 X 线片,也不知道矫形器的矫正力效果如何,孩子回去坚持穿戴,在后期复查中,侧弯度数不但没有减小,反而越来越大,每年以 10° 的趋势增长(见图 3-52)。

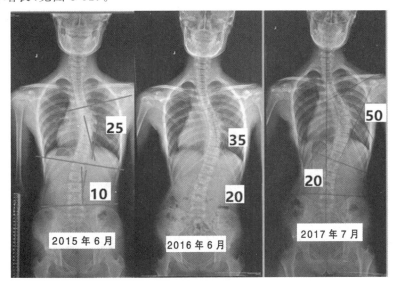

图 3-52 侧弯度数增大

孩子于 2017 年 7 月份来我工作室就诊时,胸椎向右弯曲已达到 50°,腰椎向左弯曲也加重为 20°。我们为其重新定制了脊柱侧弯矫形器,矫形器制作完成后通过拍摄 X 线片、调试,图 3-53 是矫形器的作用效果。

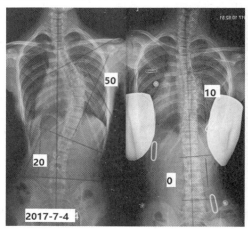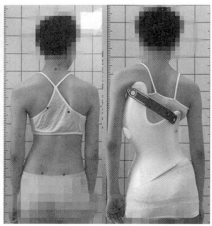

图 3-53　我工作室矫形器效果

　　胸弯由原先的 50°矫正到 10°,矫正率为 80%,腰弯由原先的 20°矫正为 0°,矫正率为 100%;且侧弯矫形器的释放空间合适,脊柱力线平衡。由此可判断该脊柱侧弯矫形器是合格有效的。再配合正确的锻炼方法(施罗斯体操)、保证穿戴的时间并且定期复查调整,努力坚持,定可战胜侧弯。

　　半年后复查,体表已基本恢复正常(见图 3-54)。

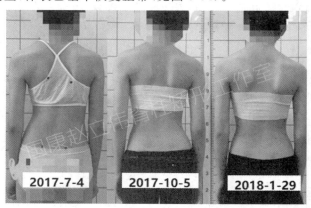

图 3-54　体表对比

　　脱支具 15 个小时拍片胸弯已经由半年前的 50°减少为 20°。腰弯由半年前

20°减少为 15°（见图 3-55）。

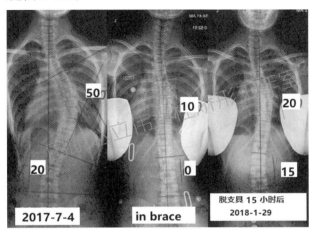

图 3-55　拍片对比

三、脊柱侧弯与支具

　　矫形体操、支具和手术是治疗脊柱侧弯公认的三种方法。在给众多的脊柱侧弯儿童做支具的过程中,有很多的家长听某个家长说锻炼、牵引、按摩、电刺激等方法有效,就想当然地每天吊单杠几个小时、游泳几千米等,希望孩子的侧弯很快变直。殊不知,很多时候却是本末倒置。在众多治疗脊柱侧弯的方法中,矫形体操、支具和手术才是有效的,其他的都是辅助。比如锻炼或者一些瑜伽动作,可以使脊柱柔韧性更好,肌力更强。可是光做这些动作是不能矫形的,必须靠支具矫形。

　　支具治疗脊柱侧弯的生物力学原理。国际上关于支具矫形的研究很多,一些学者研究的骨骺压力法则认为:骨骺(骨骼不断生长的中心)所受压力增加,骨的生长就会受到抑制;骨骺所受压力减小,骨的生长就会加速。支具治疗的生物力学原理是:顶椎区椎体凹侧生长终板负载减小,从而刺激凹侧区的椎体生长。这就是支具矫形最根本的原理。所以,如果脊柱侧弯后,不进行支具矫形,单靠锻炼很难控制。人体的重量在椎体上的不均匀分布,导致椎体发育一边厚一边薄,脊柱侧弯不断加重。

　　支具治疗脊柱侧弯有效率的研究报告。在我们治疗脊柱侧弯的过程中,很多家长总是在问:矫形器的效率是多少,到底有没有效果? 对此,国内尚没有机构专门研究,下面介绍一项国外研究机构的研究结果。

1995 年,Nachemson 等人在脊柱侧弯研究学会(SRS)的组织下,对欧美多家医疗中心在过去 10 年间治疗的青少年特发性脊柱侧弯典型病例进行分析,选择胸椎或胸腰段右侧弯且角度在 25—35°之间的 10—15 岁女性患者,分为三组,随访时间至少 5 年以上,以骨成熟前连续两次拍片角度增加 5°以上为失败。三组随访结果如表 3-1 所示:

表 3-1　随访结果

疗法	病例数(例)	有效率(%)
腋下型矫形器	111	74
单纯观察	128	34
体表电刺激	46	33

注:20 世纪 80 年代末停用电刺激疗法。

此报道因病例选择严格,其结果受到国际普遍认可。

(一) 支具与年龄

1. 婴幼儿时期发生脊柱侧弯

如果是先天性脊柱侧弯,那就要从小开始矫形。由于婴幼儿太小,皮肤娇嫩,而且对外力的承受能力有限,不能穿戴矫形效果好的色努支具,一般采用三点力的软性拉带(见图 3-56),等孩子年龄稍大,再更换成色努支具。日常生活中,对于孩子的坐姿和家长抱孩子的姿势都要注意,从各个方面去矫正侧弯。

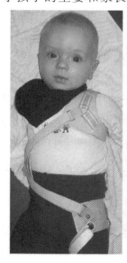
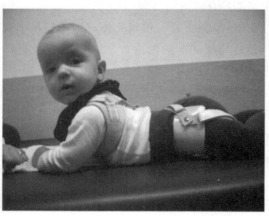

图 3-56　三点力的软性拉带

2. 3 岁小孩特发性脊柱侧弯

特发性脊柱侧弯一般易发于青春期的女孩，但也有一些孩子发病早，在 3 岁左右就发病。孩子发病这么早，如何进行支具矫形？下面通过一个实例来说明。为了保护孩子的隐私，隐去孩子姓名。

赵某，男，3 岁，身高 102cm。发现特发性脊柱侧弯半年多。主弯在胸部，Cobb 角 24°。为了让孩子在白天能很好地活动，我们为其设计了夜用型支具（孩子生长发育主要在晚上）。戴支具拍片，Cobb 角 0°，矫正率 100%（见图 3-57）。白天由家长注意孩子的站姿和坐姿，以及家长抱孩子、牵孩子走路的姿势等。对于年龄小的孩子矫形时要注意以下事项：

（1）3 岁的孩子骨骼较软，肋骨压力点位置容易变形。一定要注意穿戴时间，在能控制的情况下，尽量减少穿戴时间，减少支具不良影响。

（2）孩子发育较快，支具要有足够的空间，定期复查，定期更换支具，不要影响孩子正常发育。

（3）孩子治病时间长，拍片次数多，一定要注意防护。

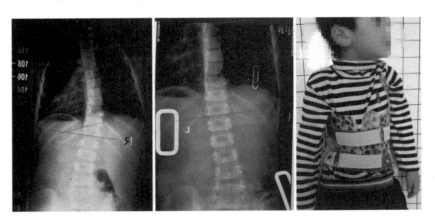

图 3-57　3 岁男孩穿戴夜用型支具

3. 逐渐减少支具穿戴时间的情况

我们都知道脊柱侧弯的矫形必须在孩子的发育期进行，成年后侧弯定型，支具很难矫正。那么支具戴到什么时间就要逐步地减少穿戴，最终停用呢？医学上有三个标准，分别是孩子的骨龄到 5 级，身高一年没长高，女孩月经初潮后 3 年。这三个标准同时达到，就可以逐渐减少穿戴时间。所以，不是单一地凭借年龄来判断穿不穿支具。

4. 成年以后如何应对脊柱侧弯

脊柱侧弯在成年后会不会发生进展，主要看侧弯角度。如果是 30°以下，一般不会发生进展，平时多注意站姿和坐姿，锻炼腰背肌，减少脊柱负重，尽可能维持度数即可。如果是 45°左右，每年大概进展 1—2°。所以，需要终身练习施罗斯矫形体操，以维持度数。

另外，支具矫形脊柱侧弯主要是在孩子的生长发育期，一旦椎体的环状骨骺融合，脊柱不再生长，支具矫形就结束了。这时，体内都会遗留一些度数。那么，成年后的脊柱侧弯应该怎么办？主要目标是维持度数，减少背痛，增加肺活量。平时必须注意站姿和坐姿，减少脊柱负重，锻炼腰背肌。腰弯大的脊柱侧弯患者需要长期坐着或提重物时可以穿戴腰围保护，将增加的重量分担到肌肉和腰围上，减少脊柱负重，维持度数。单胸弯或者 S 弯的患者则需要定期进行呼吸训练，多游泳，增加肺活量；同时要进行定期的矫形体操训练，减少背痛，维持度数。

（二）不合格支具害人不浅

1. 案例一

特发性脊柱侧弯的孩子大部分要依靠支具持续矫形，支具每隔半年到一年要更换一次。在戴支具的过程中，家长最担心的是孩子因为戴支具影响发育。其实，色努式脊柱侧弯矫形器真正和身体接触的面积大概只有 1/3，给孩子的骨骼发育预留有很大的空间，孩子通过呼吸运动和躲避压垫动作，提高了矫形效果。但我们也发现很多地方制作的支具包覆面积太多（有的还用竹片捆绑身体），空间不够，长时间穿

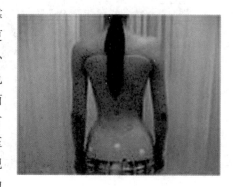

图 3-58 支具包覆过多，空间不够

戴会引起肋骨变形等问题，需要家长注意。如图 3-58 所示的支具，就有很大的问题。

2. 案例二

脊柱侧弯吧有一位家长给孩子咨询支具，笔者发现其孩子的支具问题非常严重，在此指出，希望可以帮助各位弯友进一步认识不合格的支具。这个孩子侧

弯55°,戴支具拍片为45°。只矫正了10°,矫正率为18%。但引起的不良影响却不小(见图3-59),因此这个支具严重不合格。

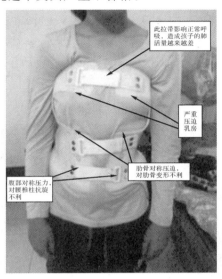

图 3-59　不合格支具示例

3. 案例三

有一例侧弯孩子的支具做得很不好,效果如图3-60所示。戴支具和不戴支具仅差了6°,矫形的度数太少。图3-61显示,孩子戴上支具乳房部位受压,影响孩子发育。整体看来,该支具不但没有矫正脊柱侧弯,反而影响孩子生长发育,严重不合格。在此提醒各位家长,如果碰到类似支具,一定要尽快给孩子更换。

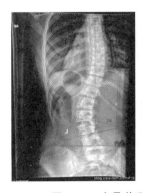
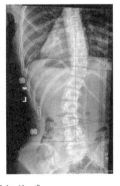
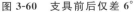
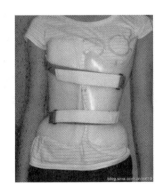

图 3-60　支具前后仅差 6°　　　　　**图 3-61　支具压迫乳房,影响发育**

4．案例四

图 3-62 显示的片子，是笔者之前帮一位家长分析的，看到这样的支具效果，笔者很着急。为了避免其他人重复他们的弯路，笔者把他孩子的病例在这里说明一下。20°那张是戴支具拍的片子，23°那张是不戴支具拍的，说明整个支具矫形效果很差，或者说没有矫形度数。因为如果人躺下拍片，也会有 10°的改变，而支具只矫正了 3°，基本上只能算测量误差。如果孩子一直戴这样的支具，不仅没有作用，而且还会耽误孩子仅有的矫形时间。

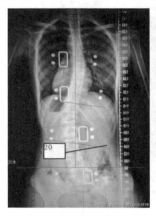 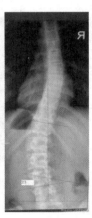

图 3-62　戴支具前后仅相差 3°，矫形效果很差

5．案例五

通常，支具型胸廓指的是由于支具空间不够导致的肋骨发育畸形。此案例探讨的就是这个问题。

王某，女，2012 年 6 月发现脊柱侧弯，于 2012 年 7 月在北京某部队医院定制矫形支具，2012 年 12 月更换第二个支具。图 3-63 显示的是更换后在当地复查拍的片子。通过和正常的胸廓 X 线片对比，我们明显地发现胸廓被支具限制，肋骨被挤压变形，并顺着支具的形状在发育，严重影响了心肺的发育空间。一般较合理的支具和身体的接触面积大概只有 1/3，其他位置都是预留给孩子发育的空间，这也是很多家长觉得支具不贴身的原因。图 3-64 是笔者制作的支具，左图为孩子发现脊柱侧弯时的片子，右图为戴支具一年后复查的片子，而且是戴支具的情况下拍的，可以看到肋骨的情况良好。

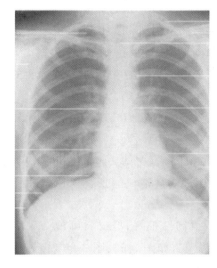
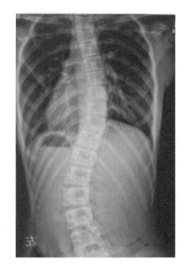

图 3-63 正常胸廓和支具型胸廓

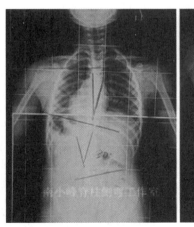
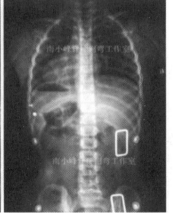

图 3-64 戴支具 1 年,肋骨情况良好

很长时间以来,笔者在网络上给很多孩子检查支具效果,发现太多效果很差的支具,但孩子和家长却一直苦苦坚持。岂不知这苦没有换来很好的效果,还耽误了孩子宝贵的矫形时间,不合格支具实在是害人不浅。

6. 案例六

特发性脊柱侧弯大部分为胸右腰左的 S 形弯曲,胸椎和腰椎由于解剖结构不同,矫正也有难易之分。对于腰椎弯曲来说,支具矫正力可以直接加在腰椎上,矫正起来较容易。但对于胸椎弯曲来说,支具矫正力需要通过肋骨将力传递到脊柱上,矫正起来稍困难。所以,很多时候支具师和家长都会担心矫正力过大造成新的肋骨畸形。这里就肋骨和胸廓问题简单说明一下:

（1）支具内的空间要足够大,这对于凹侧肋骨发育很重要。这方面的内容笔者前面写过——支具型胸廓。

（2）呼吸训练很重要,包括胸式呼吸和腹式呼吸,可以让肋弓向上提,促使胸廓正常发育。

（3）增强脊柱柔韧性。如果孩子脊柱很僵硬,支具又施加给肋骨很大的矫正力,肋骨不能矫正脊柱的时候,被夹在中间,就会造成畸形。所以,在矫形初期,拉开凹侧的肌肉和韧带很重要。

一个侧弯孩子家长曾问:"如果孩子柔韧性很好,但支具师说为了防止肋骨变形,侧弯度数只矫形几度,是否合理?"其实,如图 3-65、图 3-66 所示,不戴支具和戴支具只差 4°,矫形力度明显不够,人体在躺下时脊柱自我恢复的度数也比这个度数大,佩戴这样的支具,孩子宝贵的矫形时间有可能被耽误。而肋骨变形已经存在,需要通过拉开凹侧肌肉韧带,增强脊柱柔韧性,同时加强呼吸训练,改善肋骨问题,而不是牺牲脊柱的矫形时机。

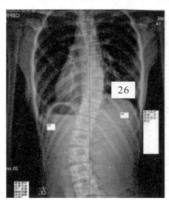
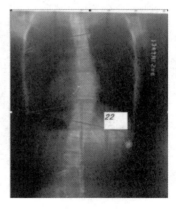

图 3-65 不戴支具拍片　　　　图 3-66 戴支具拍片

笔者从事假肢矫形器行业有 20 年了,是我国第一批专业学校培养出来的假肢矫形器制作师,对行业内的很多弊病也是深有感触。假肢做得合不合适,患者自己可以感觉出来,也可以通过走路看出来。但脊柱侧弯患者戴上支具效果如何,则完全没有标准,本来应该由医生来监督,但是医生又不懂支具,只管开单子。医院的矫形支具都是外面的厂家提供的,厂家的技师水平参差不齐,对有没有效果根本不关心,因为都是计件拿奖金。笔者见过太多厂家的技术员都是在市场随便招的,根本就没有进行过任何的专业学习。倒霉的就只有广大的侧弯患者。所以,在这里告诫患者一定要看谁给你做支具,而不是哪个医生给你诊断。

笔者总结了一下,如果有以下四种情况,最好先不做支具。

(1)不取模具的支具最好不要做。脊柱侧弯支具的正常工艺是先取石膏阴模,再灌成石膏阳模,进行修整,最后才能得到一个理想的支具。不取模型的方法,一般做成波士顿式,此类型支具矫形力度差,预留空间小。

(2)里昂支具最好不要做。里昂支具可调性强,透气。但有两个大的缺点:一是拍片时脊柱被金属枝条挡住,矫形效果很难判断;二是由于板材被分割成很多小块,整体矫形效果不好,同时价格也被炒得很高。

(3)取型人员和修型人员不是同一个技师的不要做。支具最关键处在于修型人员的技术,但如果修型的技师都没见过孩子,只是凭借片子来做,很多时候修的模型就有问题,做好的支具自然效果也不佳。

(4)无国家注册矫形器制作师证的人员给孩子做支具时,最好不做。脊柱侧弯支具属于矫形器里面最复杂的,是对脊柱在三维空间进行矫正。无证人员的技术较差,很难给孩子做一个合格的支具。

(三)戴支具过矫正位是否合适

我们通过支具矫正特发性脊柱侧弯,主要是根据孩子的柔韧性和侧弯度数等信息来确定矫形目标。一般戴支具都可以矫正一半左右。但对于柔韧性好、度数小的孩子,戴支具拍片会有过矫正位的情况。我们以一个真实病例来说明。如图3-67所示,王某,女,腰左弯20°,脊柱柔韧性非常好。戴支具拍片,腰右弯6°,则过矫正位。对于过矫正位需要注意的事项,总结如下:

(1)不能过矫太多,以10°为限,5°左右最好。去掉支具,侧弯反弹回来就刚好到中立位。

(2)在穿戴时间上,可以只穿半天,晚上过矫,白天反弹回来。每3个月根据情况调整穿戴时间。

(3)需要注意是否在同样的位置过矫正位。有的侧弯孩子的过矫只是视觉误差。

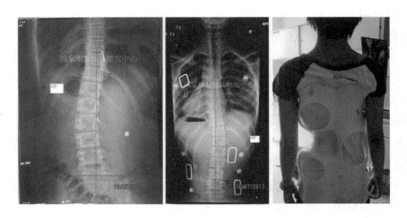

图 3-67 支具片过矫正位 6°案例

对于特发性脊柱侧弯来说,保守治疗很难将脊柱矫形到理想的 0°。在治疗结束时,或多或少地会残留一部分度数,这些度数会伴随孩子终身。如何让残留度数在孩子成年后得到稳定,Weiss 博士家族经过三代人的努力,有着十分丰富的经验,那就是支具内的脊柱不一定要笔直,但一定要改变身体变形的趋势。所以,他看得要长远得多。

图 3-68 是一个经典的案例,这个孩子来自挪威,14 岁,胸右弯 54°,身体变形的趋势是骨盆不断地向左,胸部不断地向右。穿戴 Weiss 博士的 GBW 支具 6 周,身体变形的趋势完全被扭转,骨盆和胸部的位置关系得到改善。

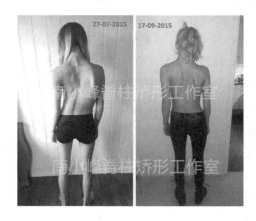

图 3-68 通过支具改变身体变形趋势的挪威女孩

如果身体变形的趋势没有得到扭转,成年后侧弯将会不断地加重。图 3-69

是最近来工作室学习施罗斯体操的一位成年女性,35 岁左右,侧弯 55°。据患者自己描述,10 年前侧弯约 45°,基本上每年增加 1°。从图 3-69 可以看出,该患者的胸椎部位偏离中线很远,身体变形的趋势很严重。

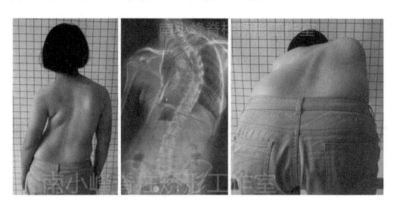

图 3-69　身体变形趋势不改变导致侧弯不断加重

(四)如何保证支具的有效性

保守治疗脊柱侧弯,主要依靠支具和矫形体操,其他方法都是辅助。同时,影响矫形效果的因素非常多,最重要的有以下五点:

(1)使用合格有效的支具,不影响孩子发育,尽可能隐蔽和舒适。

(2)保证支具穿戴时间。再好的支具,孩子如果不能很好地穿戴,矫形也就无从谈起。在孩子的发育高峰期,每天一定保证 23 小时的穿戴时间。所以,孩子的思想问题一定要解决,让孩子时时刻刻穿到支具师要求的最佳位置。

(3)配合正确的锻炼方法,如施罗斯矫形体操。不要做任何牵引类的动作,如吊单杠等。

(4)矫形时机。孩子越小,度数越小,越好矫形。所以,一定要抓住最佳时机,孩子一天天发育,矫形也会一天天变得困难。

(5)定期复查。支具矫形是动态的,每 3 个月一定要复查一次,以便支具师根据孩子的情况不断调整,保证支具最佳矫形效果。

笔者一直从事矫形器的一线临床制作,发现很多地方制作脊柱侧弯矫形器后,不给患者戴支具拍片,就让患者带走支具;而患者家属又不懂,就这样稀里糊涂地让孩子痛苦地穿着支具。我们且不说为了支具花去的金钱和忍受的痛苦,关键是如果戴了一个没用的支具,患者耽误的是仅有的几年治疗时间,这对患者极其重要。所以,我要强烈地告诫各位家长,不管你在哪里制作的矫形支具,技师完成支具后,一定要让孩子穿上支具再拍一次 X 线片,不要过分担心辐射积累。拍完后和没穿支具的片子比较,一般 Cobb 角 30°的,可以马上变成 15°,这是合格,也就是支具有用,你们的坚持会有一个好的结果。如果只矫正了几度,那支具必须重新制作。

理想的脊柱侧弯支具必须由同一个技师完成全部的制作工艺,即诊断分析侧弯类型—取石膏阴模—调整石膏阴模—修石膏阳模—给孩子调试支具—拍片—根据戴支具片微调—教矫形体操。只有这样,才能制作出理想的支具。我们针对每一个侧弯孩子,根据片子研究脊柱的生物力学矫形方法,取型时观察身体三维空间内的畸形,做出标记。同时要了解孩子的柔韧性、脊柱平衡性。根据这些信息,才能进行石膏修型等其他工艺。并且全部工作由同一个技师独立完成,最终给孩子一个理想的矫形支具。

(五)穿戴支具

1. 穿戴时间

脊柱侧弯按致病原因可分为先天性的、特发性的、神经肌肉疾病引起的三种。如果按发病年龄又可分为 0—3 岁、4—9 岁、大于 9 岁三种。不同的年龄阶段,每天的穿戴时间也不同。0—3 岁阶段,支具以软性的为主,通过不同的抱法、睡觉姿势等来矫形,穿戴时间每天要在 22 小时以上。4—9 岁阶段,孩子的发育比较缓慢,根据不同的度数可以适当减少穿戴时间,尽量减少对孩子的影响。度数小的可以只在晚上穿戴,度数稍大的可以每天穿戴 16 小时左右。大于9 岁阶段,孩子进入第二个发育高峰期,此阶段最关键,控制不好的话,很容易导致角度增大,这个阶段应严格控制穿戴时间和穿戴支具的松紧位置。

脊柱侧弯矫形是希望通过外力将脊柱重新推回到正常位置。这样,椎体凸侧的骨骼受到压力,生长减慢,椎体凹侧得到释放,生长加速。脊柱力线逐步恢复正常。所以,必须戴够时间,让脊柱长时间保持在很好的位置生长。但为什么又不戴 24 小时?因为戴支具会引起肌肉萎缩、关节僵化,需要做一些矫形体操减少不良影响。而且,人还要洗澡、换衣服,包括皮肤也需要休息,这些都会占用时间。

2. 正确穿戴程序

脊柱发生侧弯后,Cobb 角越大,脊柱所能承受的纵向力量越差。由于身体的重量不同,柔韧性好的孩子在站立位和躺位的片子角度相差十几度。所以,在躺位穿戴色努支具,脊柱在支具内更直,矫形效果更好。躺下穿好支具后,可以双手叉腰,再用力向下推支具,将脊柱再牵引一下。尽量保持脊柱在支具内是最好的矫形位置。

起初穿戴矫形器时需要家属帮助,以后患者自己要逐渐学会穿戴(有条件最好采取卧位穿戴支具)。矫形器的穿戴方法如下:

(1)将矫形器置于身体侧面,然后将其掰开穿入。

(2)确保所有搭扣处于矫形器的外面。

(3)将矫形器向下推,使骨盆围托左右对称地将髂嵴完全包住、无压痛。

(4)身体站正,将尼龙搭扣穿过扣环。

(5)一只手推住矫形器的压力面侧,另一只手将与之对应的尼龙搭扣向压力面侧拉紧。

(6)先系上最下面的搭扣,再系上最上面的,然后系上中间的,最后把所有的搭扣系紧。

(7)重复拉紧每个搭扣,直到矫形器足够紧。不要一次把某个搭扣拉紧。

穿上矫形器后,确保矫形器的位置合适,没有移位。矫形器应该尽可能穿戴得紧,搭扣系紧的位置应超过起初系紧的位置。测量两个搭扣的宽度,或用色笔画出穿戴的位置,确保每次穿的一样。

了解了矫形器的穿戴时间和穿戴方法后,还要注意以下几点:

(1)经过 2—3 周的适应期后,每天应穿戴 22 小时。

(2)每天注意观察皮肤。

(3)在矫形器内穿一件贴身的无扣纯棉衣服。

(4)正确地将矫形器穿至合适的位置。

(5)每天坚持体操锻炼。

(6)逐渐增加每天穿戴矫形器的时间,直至达到穿戴目标。

(六)支具与皮肤护理

对于脊柱侧弯的小孩来说,夏天是最难忍受的一段时间。不但要忍受酷热,还要尽可能地隐藏支具,不被别人发现。但对于我们技师来说,最关心的还是皮肤问题。因为天热,出汗较多,皮肤在压力下容易出现压疮,如果出现这种情况,估计要 3—4 周不能穿戴支具,可能很长时间才达到的矫形效果一下又反弹回去,处于生长发育高峰期的小孩还可能侧弯加重。所以,在这里普及一些皮肤问题的成因及应对策略,帮助孩子避免出现严重的皮肤问题,轻松度过夏天。

1. 皮肤问题

由于支具对脊柱皮肤有很大的矫正力,尤其是肋骨和胸廓,如果护理不好很容易出现皮下囊肿、皮肤压疮等问题。下面先介绍一下这两种皮肤问题。

（1）皮下囊肿（见图3-70），是由于支具长期压迫皮肤，皮脂腺导管阻塞后腺体内因皮脂腺聚积而形成的囊肿。

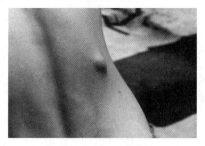

图3-70　皮下囊肿

这是一种良性皮肤肿瘤，很多人都曾有过长粉瘤的经历，尤其是处于生长发育旺盛期的青年人。皮脂腺囊肿好发于头皮和面部，其次是躯干部。由于其深浅不一，内容物多少不同，因而其体积大小不等且差距很大，小的如米粒大小，大的如鸡蛋大小，往往被诊断为脂肪瘤、纤维瘤等。皮脂腺囊肿生长十分缓慢，但患者仍能感到其在逐渐增大。

（2）皮肤压疮（见图3-71），系身体局部长期受压使血液循环受阻，引起皮肤及皮下组织缺血而发生水疱溃疡或坏疽的情况。

长期压迫且集中于身体某一部位，足以使局部血液循环受阻而导致组织缺氧，从而引起组织损伤和坏死。若继续受压会导致全层皮肤坏死缺损，产生的溃疡易导致细菌感染。由于溃疡基部及边缘的毛细血管和静脉瘀血，加之逐渐形成的大量肉芽组织，使溃疡或坏疽区在皮下迅速穿凿扩大，数天内直径可达3—6cm，穿凿范围可距边缘8—10cm，向深部发展可累及骨膜甚至骨质，引起局灶性骨膜炎或骨髓炎。

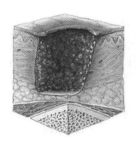
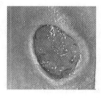

图3-71　皮肤压疮

一旦出现以上两种皮肤问题，首先要停用支具，解除致病原因，然后去正规医院皮肤科或骨科治疗，等皮肤完全恢复才能重新戴支具。

2. 应对策略

（1）每天洗澡，保持皮肤清洁。

（2）用酒精按摩骨盆部位及压力面部位的皮肤，以此增加皮肤的耐受性。坚持按摩，直到皮肤有很好的耐受性为止。

（3）经常观察皮肤的颜色，正常情况下穿戴矫形器一段时间后，脱去矫形器，压力点的皮肤应是樱桃红色，且在 30 分钟内能自然恢复。如果 30 分钟后皮肤仍然发红，则应该及时调整矫形器。

（4）在矫形器的下面穿一件贴身的无扣纯棉衣服。衣服的长度要超过矫形器的长度。出汗较多的时候，可以半天换一次衣服。

（5）矫形器应尽量系紧，以免磨破皮肤。尤其是在压力点位置，衣服不要出现褶皱。

（6）热天最好在矫形器里面或者身体上涂抹一些粉状的护肤品（例如痱子粉），对粉质敏感的皮肤可用酒精擦拭。不要使用油性的护肤品，以免对皮肤造成伤害。

（7）当皮肤出现破溃（剧痛，过分发红、发青、发紫）时，先不要穿戴矫形器，应在医生指导下，等皮肤好转后再穿戴，或者咨询康复医师、矫形技师。

（8）矫形支具都是聚乙烯塑料制成的，可以用毛巾擦拭，保持清洁。

此外，穿戴矫形器一段时间后，骨盆部位及压力部位的皮肤会出现色素沉着。这属于正常现象，当治疗结束后会自然恢复。

（七）支具日常生活

1. 减少负重

脊柱在孩子生长期一旦出现侧弯的趋势，就会越来越严重，有的甚至在很短时间内增加了 20°多。为什么进展会如此之快呢？原因主要是重力作用，如图 3-72，正常脊柱是直的，左右所分配的重量一致，非常平衡。当脊柱向一侧弯曲，平衡被打破，脊柱变成失衡状态，脊柱上所有的重量就成为加速脊柱弯曲的一个重要因素，包括自身的体重。所以，在这个时候，减少脊柱的负重非常重要。国外有的脊柱侧弯专业学校在孩子上课时采取卧位，主要就是为了减少脊柱上的重量。

有的时候，孩子睡了一晚上，早上起来我们观察孩子的脊柱，脊柱相对会比较直，这是由于卧位姿势，脊柱自身会有所恢复。运动方面，游泳时，由于水的浮力，脊柱不受任何冲击力，脊柱上的负重非常少，同时可以锻炼身体，保持脊柱正常的肌肉力量。所以，对于侧弯孩子来说，没有哪种运动比游泳更好了。

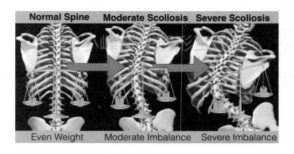

图 3-72　脊柱侧弯进展过程

2. 站姿

如图 3-73 所示,对于胸右腰左侧弯的孩子,站立时右腿打弯,骨盆下降,可以很好地改善腰椎和胸椎侧弯。但正常人这样站立时,腰部已经右侧弯了。

3. 关于睡觉

(1)脊柱侧弯患者对睡姿有要求吗? 回答是否定的,平睡、侧睡都是可以的。因为当我们入睡后,身体完全放松,脊柱各个部位受到的地心引力是一致的,这和人体的站立状态完全不同。所以,不需要有太多心理负担。

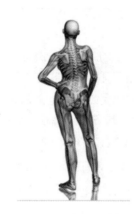

图 3-73　胸右腰左侧弯患者的正确站姿

(2)在床和枕头的选择上,床软硬适中即可,枕头不宜过高,过高对颈椎和呼吸都不太好,尤其是侧弯位置较高的患者。

市场上的床有很多种类,其中最有利于睡眠又符合生理健康要求的是木板床,其具有良好的支撑性,最差的为沙发床。最理想的床应以床面柔软舒适,有利于肌肉的放松和解除疲劳,使全身得到休息,但又不过度改变脊柱的生理曲度为最佳。在硬板床上加一个 5—10cm 厚的软垫即可达到以上要求。

对有些侧弯后颈椎反弓的孩子,睡觉前最好在枕头部位塑造一个凹陷,使颈椎能有一个好的支撑。

(3)戴支具的孩子睡觉时要注意被子的厚薄,减少出汗。同时,家长半夜最好观察一下孩子,由于支具较硬,可能会有压迫胳膊的情况发生。

4. 穿支具上卫生间

在和脊柱侧弯孩子的交流中,经常听他们说,在学校不喝水,怕上厕所。其实这样非常不对,夏天天气热,戴支具更热,身体出汗非常多,如果不喝水,长期下去身体会出现别的疾病。所以,建议支具内穿稍长的吸汗内衣,将内裤和其他衣服提到支具外面。这样,上卫生间时,就不用脱掉支具。

5. 适合脊柱侧弯小孩穿在支具内的 T 恤

脊柱侧弯小孩穿戴支具,对支具内的衣服要求较高,如图 3-74 所示,需要满足以下几个条件:

(1)必须 360°无缝——这样不会对皮肤造成压痕。

(2)纯棉制造——吸汗。

(3)要长一些——包住骨盆,可以将内裤穿在支具外面,方便上厕所。

(4)贴身——皱褶少,减少皮肤问题。

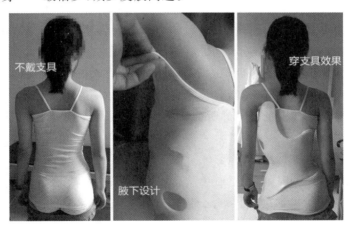

图 3-74 支具内衣展示

6. 日常注意事项总结

(1)睡硬板床。人的脊柱从侧面看是弯曲的,医学上称为"生理弧度"或"生理弯曲"。人在仰卧于水平面时,背部和腰部的脊柱正好有力地支撑起身体,而长期平卧在过于柔软的床铺上时,身体的自重会使脊柱的生理弧度改变或者消失。也就是脊柱变直了(从侧面来看),从而出现不适或疼痛。由于孩子的脊柱十分柔韧,且很容易定型。因此,儿童,尤其是发育期、青春期、体重过重的孩子,为了较好保持脊柱的生理弧度应选择硬板床。不宜让小孩子长时间、长期趴着睡觉，虽然他们是如此喜爱这样的姿势。孩子的枕头应以低而柔软为好。睡觉时，宜让孩子的整个肩背部一起置于枕头上，以减轻颈部的屈力。若是婴幼儿，应在专业医师的指导下，选择较为理想和合适的枕头。

（2）平时走路。不要为孩子选择过大的鞋子，这不是节约的好方法，因为孩子的脚的生长比想象的要快得多。过大的鞋子会让孩子的下肢行走时很不协调。长期如此，会加重脊柱的工作压力，出现疼痛。也不要为孩子选择过分硬底、厚底的鞋子。这样的鞋子会使脚底不能很好地感触地面而增加脊柱的承重力。不要让女孩穿着限制足踝活动的长靴，甚至是高跟、尖跟皮鞋。这样会加重脊柱，尤其是腰部的负担。美丽应以健康为前提。

尽量避免赤足行走。尤其是夏季和温暖时节，足部受凉会促使和加剧下肢和腰部脊柱的疼痛。

（3）孩子上学时。

①避免使用单肩背书包，虽然那样看上去很帅，但会加重脊柱侧弯畸形。

②乘坐公共汽车时，最好不要长时间趴在前椅靠背上打瞌睡。这样不仅危险，而且对脊柱的健康也十分不利。

③教室里的座椅绝不可能适合每一个孩子。因此，我们建议孩子坐椅子时最好坐椅子面的前 1/3 或 2/3，且尽量保持上半身直立，不要呈屈背弯腰姿势，以减少心肺和腰部承受的压力。听课和做功课时，不要侧歪着身体，这样会增加背部脊柱的侧压力。

④最好不要趴在课桌上睡觉。

⑤在教室外运动时，应注意避免从高处往下跳。

⑥避免别人撞击你的身体。这种横向的水平外力对脊柱的撞击是非常危险的。

（八）复查

特发性脊柱侧弯支具矫正，一般治疗周期较长，最少都需要几年时间。这就需要孩子每 3 个月复查一次，医生和支具师通过复查来监控某段时间孩子支具的穿戴情况，支具是否需要调整，身高和坐高变化等情况。但有时家长怕耽误孩子学习或者怕频繁拍片有辐射危险而没有定期复查，耽误了治疗效果。下面是 3 个月复查时需要检查的内容。

（1）孩子穿戴支具的时间是否得到保证，我们要求大部分孩子每天穿戴 22 小时。

（2）体操锻炼是否到位。

（3）孩子身高如果增加了，支具的力点就要向上调整一些。长得特别快的才建议拍片复查（一般只拍正位片）。大部分孩子3个月不需要拍片。

（4）身高如果没增加多少，就要检查支具矫形力度是否要增加，一般通过加垫来完成。我们希望脊柱在支具内不断地变直。如果3个月本该增加力度，使矫形效果更好，但孩子没能复查，那接下来的3个月，矫形效果就会差一些。

（5）支具的搭扣等附件是否要维修。

另外，在和各位脊柱侧弯孩子家长的交流中，笔者发现家长很担心拍片的辐射问题。为了尽量少拍片，在这说明一下，第一次拍片一般2张（站立位全脊柱正、侧位片），但最好拍5张（站立位正、侧位片，左、右侧曲位片，躺位正位片）。3个月复查可以拍片，也可以不拍，要看具体情况。6个月必须戴支具拍片复查，只拍站立位正位片。如侧位有畸形的孩子，可以加拍侧位片。这是从拍片频率方面减少孩子受射线辐射的危害。

拍片过程中如何保护孩子，也有很多注意点。我们看下面的两张国外的图片，图3-75的X线片，在性腺位置有铅衣保护，这很重要。但我们的医院基本就把这些省略了。图3-76显示女孩在拍片时的保护措施，只保留需要检查的部位，两侧肋骨都有铅衣保护。所以，作为一些孩子还较小的家长，孩子每年的复查可能会有一大摞的片子要拍，保护是必要的，不要因为拍片过多再引起其他疾病。

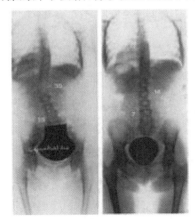

图 3-75　性腺的防护

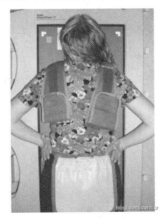

图 3-76　只保留拍片位置的防护

附上两个链接，家长可以看看。

优酷网：医院连自己的医生都保护不了 http://v. youku. com/v ＿ show/id ＿

XNTE3NzU5OTgw. html? f＝18986239

淘宝网：铅衣,铅裤 http://item. taobao. com/item. htm? spm ＝ a230r. 1.14.312. dX1QId&id＝20063584650&ns＝1♯detail

　　复查是为了检查支具的效果,检查脊柱是否按照我们做支具时的规划向好的方向发展。有的家长会问,那到底侧弯矫形了多少? 其实,只要脊柱一直在支具内保持很小的度数,将来去掉支具,脊柱侧弯就能恢复到相对理想的位置。通过片子发现支具的问题并及时调整很有必要。

(九)德国 GBW 支具为什么要中线过矫

　　脊柱侧弯后,脊柱部分椎体偏离中线,大部分的胸椎向右偏移,腰椎向左偏移。为了能很好地矫正这种偏移,德国 GBW 支具追求中线过矫。也就是在穿戴支具后,将偏移到右侧的椎体推到左边。脱掉支具后,反弹到中线位置。

　　我们通过以下实例来说明。

　　许某,女,2004 年出生,于 2016 年 7 月发现脊柱侧弯,胸弯 29°(见图 3-77)。T9 是顶椎,偏移到中线右侧。戴德国 GBW 支具后拍片,T9 被推到中线左侧,中线过矫。

　　在 2017 年 8 月复查时,脱掉支具拍片,T9 反弹到中线位置,非常理想。

　　我们再通过体表观察(见图 3-78),圆圈位置,发现胸椎偏右,2017 年 4 月复查时,胸椎偏左,也处于过矫状态。2018 年 1 月 1 日复查时,胸椎左右两侧在中线位置对称。

　　图 3-79 为戴支具背部照片。

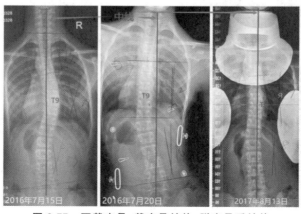

图 3-77　不戴支具,戴支具拍片,脱支具后拍片

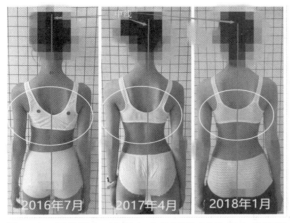

图 3-78 原始状态,2017 年 4 月复查,2018 年 1 月复查

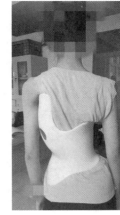

图 3-79 戴支具后背部

(十)脊柱侧弯支具力点为什么那么重要

脊柱侧弯支具要获得大的矫正率,力点位置非常重要。对一个支具师来说,如何精准把控力点位置,需要很长时间的经验积累。要考虑石膏模型膨胀,侧弯曲线变直后的伸长率等因素。有的时候模型不是自己亲手取的,还要考虑取型姿势是否准确的问题。

国外有的时候会采取躺位牵引下取型(见图 3-80),可以将不利的因素降到最低,取出的模型相对更准确。

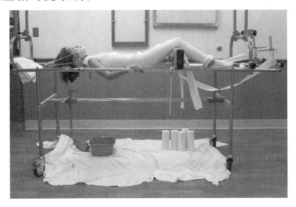

图 3-80 躺位石膏取型技术

现代 3D 扫描技术应用广泛,精确度高。得到扫描模型后,经过德国 Weiss 博士的精确设计,支具力点非常准确。根据体表和原始片子进行力系设计,找到压力点位置(箭头)。支具做好以后,通过别针标记。戴支具拍片,别针也会显影

到片子上（圆圈内是别针）。可以看出，支具力点和设计力点完全一致。用较小的压力就会得到最大的矫正率。孩子穿戴舒适性也会最好（见图 3-81）。

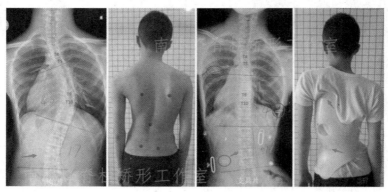

图 3-81　GBW 支具力点

（十一）为什么德国 GBW 脊柱侧弯支具矫正率高

特发性脊柱侧弯发现不易，矫正困难。如何在有限的时间内争取最大程度的恢复，选择矫正率高的支具成为治病关键。

德国 GBW 支具采用 3D 扫描仪采集孩子身体模型，计算机辅助设计。这个部分主要由德国 Weiss 团队完成，通过保密的精确算法，设计出精准的支具模型。所以，这是传统手工支具所不能达到的。

我们以下面的实际案例来说明。首先需要明确几个概念。

顶椎：偏离中线最远的椎体。

中立椎：被中线等分的椎体。

中线：骨盆中心向上作垂线。

T：胸椎的英文缩写，一共有 12 节，从上往下数。

L：腰椎的英文缩写，一共有 5 节，从上往下数。

如图 3-82 所示，这个孩子是胸右腰左的 S 形弯曲。上胸弯 22°，胸弯 34°，腰弯 30°。

腰弯：L2（第二腰椎）是顶椎。胸弯：T9（第九胸椎）是顶椎。T5 是中立椎。

支具矫形需要在顶椎加力，通过几组力系矫正畸形。戴支具拍片（见图 3-83），可以看出别针（力点）的位置正好在顶椎，非常准确。孩子的胸弯从 34°矫正到 7°，腰部从 30°矫正到－2°。

根据图 3-84 可以看出别针在支具上的位置。

最后提示家长,有的支具师在拍片时不做标记,或者少做标记,都是不对的,拍片的目的就是看力点的位置是否合适。如果不合适,还需要根据片子做进一步调整。

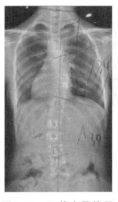 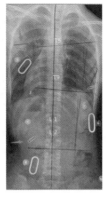 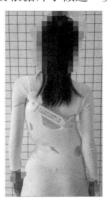

图 3-82　不戴支具片子　　图 3-83　戴支具片子　　图 3-84　戴支具后面

(十二)特发性脊柱侧弯支具矫形的分型原则

特发性脊柱侧弯有三种治疗方法,分别是矫形体操、支具、手术。这是目前国际上公认的。无论用何种方法治疗侧弯,首先要对脊柱侧弯的曲线进行分型,然后确定治疗方案。

手术治疗一般采用 King 分型和 Lenke 分型,主要目的是在尽可能矫正侧弯角度的同时保持脊柱的平衡。如果选错了分型,主弯矫正了,但代偿弯有可能越来越大。

如图 3-85、图 3-86、图 3-87 和图 3-88 所示,老的色努支具体系将侧弯分为 3 弧和 4 弧,根据不同曲线设计支具。

The Custom Chêneau Brace (History)

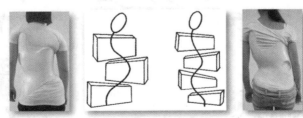

The classification of Lehnert-Schroth has been used by Dr. Chêneau since the 80´s to distinguish between the basic functional curve pattern.

图 3-85　莱纳特-施罗斯分型方法被色努博士在 20 世纪 80 年代应用到支具上

The Custom Chêneau Brace (History)

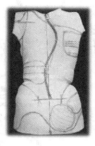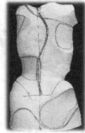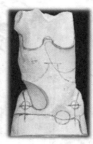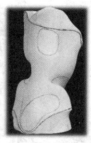

Steps towards a custom hand made Chêneau brace

-Correction implementation (3D three point systems)
-Smoothing (oblique view)

图 3-86　石膏模型修改,确定矫正力的大小、方向

The Custom Chêneau Brace (History)

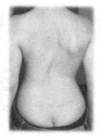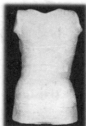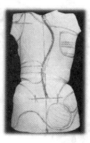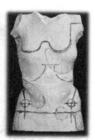

Steps towards a custom hand made Chêneau brace

-Plaster negative
-Plaster positive with drawings (rear and front)

图 3-87　老式色努支具力系设计

The Custom Chêneau Brace (History)

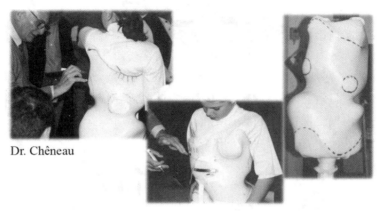

Dr. Chêneau

图 3-88 色努博士给孩子检查支具

德国 GBW 支具比老式色努支具先进了十几年,应用 3D 扫描技术更加精确。分型原则采用扩大了的莱纳特-施罗斯分型原则(见图 3-89),更为科学,以矫正主弯为主,使身体得到新的平衡。

扩大了的莱纳特-施罗斯 (Lehnert-Schroth)分类
Lehnert-Schroth augmented classification:

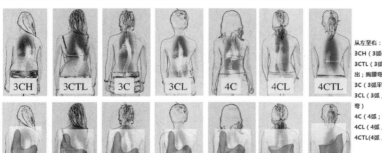

从左至右:
3CH (3弧伴有髋骨突出)
3CTL (3弧伴有髋骨突出;胸腰弯)
3C (3弧平衡)
3CL (3弧,有长的腰部对弯)
4C (4弧;双弧)
4CL (4弧,单腰弯)
4CTL(4弧,单胸腰弯)

<u>From left to right:</u> 3CH (3-curve with hip prominence), 3CTL (3-curve with hip prominence thoracolumbar), 3C (3-curve balanced), 3CL (3-curve with long lumbar countercurve). 4C (4-curve double), 4CL (4-curve single lumbar) and 4CTL (4-curve single thoracolumbar).

图 3-89 扩大了的莱纳特-施罗斯分型原则

(十三)连续高温,戴支具的脊柱侧弯孩子怎么办

夏季高温天气多,部分地区有 35℃ 以上的高温天气,有的最高气温逼近 40℃。对于戴支具的脊柱侧弯孩子来说,这是一年中最难熬的时间。如何能顺利度过,我在此提出以下几点建议。

(1)戴支具的时候,尽量减少外出。如果需要外出 1—2 个小时,可以暂时不戴支具。回家后尽快穿好。保持每天 16 个小时的穿戴,维持度数没有问题。

(2)勤换支具内衣,长时间穿湿透了的衣服,容易引起皮肤问题。

(3)支具内壁定期清理,可以用酒精擦拭,减少细菌、汗液滞留。

(4)支具外面的衣服,尽可能的宽松、透气。

(5)穿戴 5—6 个小时,可以脱支具 30 分钟,让皮肤有所恢复。

(6)多进行施罗斯矫形体操练习,既可以矫形侧弯,又可以让皮肤适当修复。

(7)选择对身体包裹较少的支具类型。

(8)选择 3D 打印支具,3D 打印支具能够局部加强,保证矫形力度,局部镂空,提高支具透气性(见图 3-90、图 3-91)。由于全数字化的制作流程,提高了制作精度,从已经做好的支具矫正率看,3D 打印支具的矫正率比一般德国支具的略高。

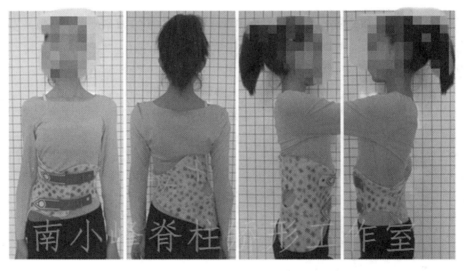

图 3-90　单纯矫正腰部侧弯支具

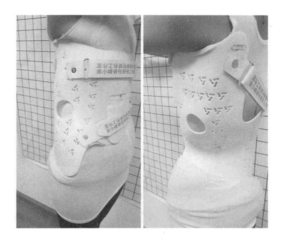

图 3-91 3D 打印支具,透气性最好

(十四)不合格支具和合格支具的对比

2012 年 7 月,我在脊柱侧弯吧开帖,以普及脊柱侧弯知识、脊柱侧弯支具知识为目的,希望帮助更多弯友少走弯路(帖子地址:http://tieba.baidu.com/p/1712617101)。在此期间,我看到很多不合格支具。今天我们把这些支具综合分析一下,看看到底是什么问题。

图 3-92 是带颈椎牵引的支具,估计是孩子有颈弯,支具师试图用枕颌托拉直脊柱。这样做,将来孩子的下颌骨和牙齿都会变形,是不可取的方法。

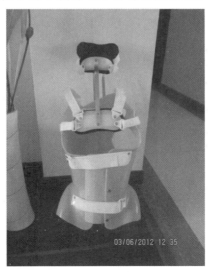

图 3-92 带颈椎牵引的支具

图 3-93 是帆布和竹片制作的支具，没有压力位置，没有释放空间，完全没有应用生物力学原理。限制身体正常发育，限制正常呼吸，不良影响非常大。好的作用几乎没有。

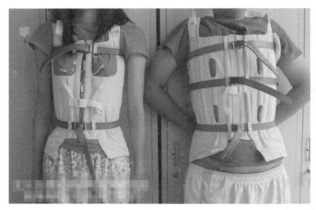

图 3-93　帆布和竹片支具

　　图 3-94 是胸部压迫支具。该支具直接将孩子乳房包裹到支具内，违反支具制作原则，限制孩子胸部正常发育，属于不合格支具。

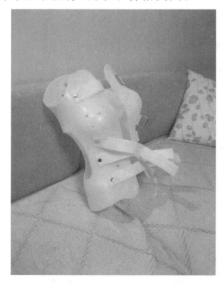

图 3-94　压迫胸部支具

　　图 3-95 是固定类支具，完全没有压力点，手术后可以使用，矫形基本没有效果。

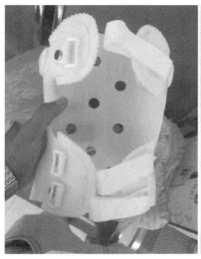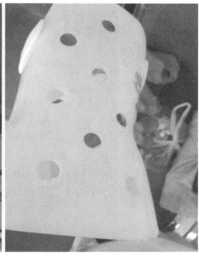

图 3-95 固定类支具

图 3-96 是全包覆支具,虽然有压力位置,但没有释放空间,孩子身体发育受到限制。

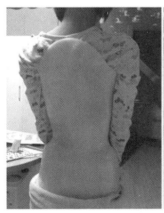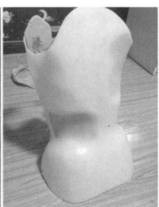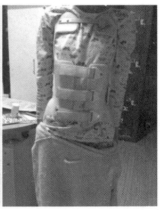

图 3-96 全包覆支具

图 3-97 支具材料太软。此类支具有压力点,也有开窗,但整体材料太软,矫形力度很小。

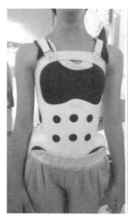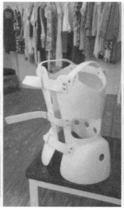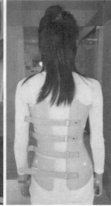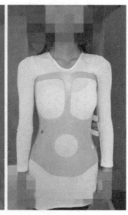

图 3-97 材料太软支具

图 3-98 是胸部没有生理曲线的支具。人体脊柱在侧面观察时，有 4 个生理曲线，支具设计也必须符合这样的生理结构。图 3-98 左边的两个支具，从侧面观察，在胸部几乎是直线，孩子站立时尚好，一旦平躺，会加重平背畸形。右侧的德国 GBW 支具，侧面观察，完全符合人体生理弧线。

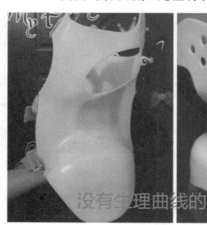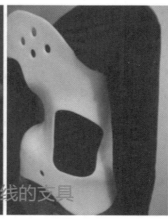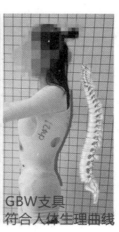

图 3-98 没有胸部生理曲线的支具

如图 3-99 所示，我们看一下既有压力位置，又有释放空间的合格支具。

在胸部右侧有压力，在胸部左侧有释放空间。该释放空间引导孩子向好的方向发育，可以看到，身体的侧面和支具内壁不接触。

如图 3-100 所示，有这个空间，孩子可以进行支具内的施罗斯体操的旋转呼吸法练习，改善剃刀背。

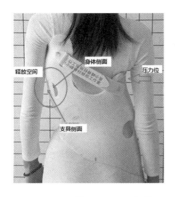

图 3-99　德国 GBW 支具

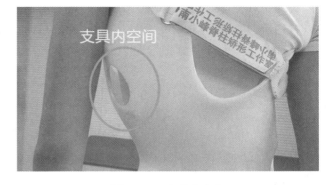

图 3-100　支具内空间

如何进行支具内呼吸训练? 视频网址: http://v. youku. com/v _ show/id _ XMTc2MDg2MDQ1Mg==. html? spm=a2h0k. 8191407. 0. 0&from=s1.8-1-1.2

GBW 支具部分只有在我们全国的 6 家工作室可以制作,我们是中国大陆地区唯一授权单位。可以到施罗斯官网查询:https://schrothbestpractice. com/international-distributors-and-service-centers

在哪里可以找到最近的治疗师信息呢? Weiss 博士的网站上提供了详细的联络方式:https://schrothbestpractice. com/china/

(十五)脊柱侧弯支具需要三维设计

1. 人体基本面

特发性脊柱侧弯从字面理解是脊柱向侧方发生弯曲。但实际是在三维空间都发生了畸形,也就是在水平面、矢状面、额状面都有不同程度的畸形存在。为了更好地帮助大家理解,我们先看人体的几个平面的划分。人体的基本切面如图 3-101 所示。

2. 脊柱在三维空间如何变形

如图 3-102、图 3-103、图 3-104 所示,脊柱发生侧弯后,在额状面发生偏移,水平面发生旋转,矢状面一般会发生平背畸形。脊柱在水平面发生旋转畸形,不同平面旋转的方向不同。图 3-103 为胸右侧弯时,椎体的旋转方向,可

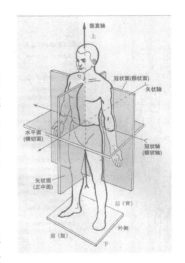

图 3-101　人体的基本切面图

以看到肋骨变形,胸腔空间变小。如图 3-104,脊柱在矢状面发生平背畸形,可以看到,正常人体脊柱有 4 个生理曲线,胸椎是向后突出的,但脊柱侧弯后,胸椎的生理曲线消失或者向前凸。

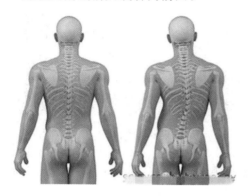

图 3-102　脊柱在额状面内发生侧移

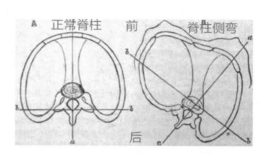

图 3-103　胸右侧弯情况

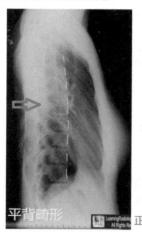

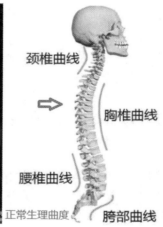

图 3-104　平背畸形时胸椎的生理曲线情况

3. 德国 GBW 支具设计

由于脊柱在三维空间发生畸形,支具也需要在三个维度对畸形进行矫正。

(1)额状面内:对于双主弯的脊柱侧弯类型,在额状面内,通过三点力原理,对骨盆、腰椎、胸椎的弯曲同时作用(见图 3-105)。

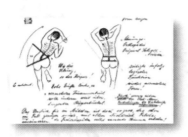

Double major curvature

4-curve scoliosis

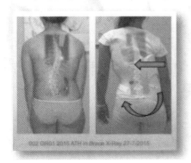

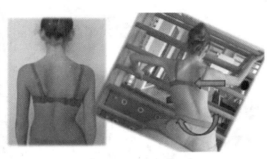

图 3-105 额状面矫正

（2）水平面内：如图 3-106 所示，通过在突出的对角线方向挤压，改善椎体的旋转畸形。所以，对于胸右弯的孩子来说，胸椎右后和左前突出，支具在这个方向会有压力垫。

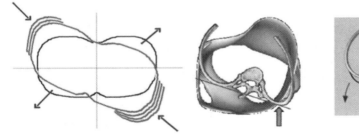

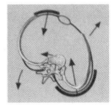

图 3-106 在突出的对角线方向挤压

（3）矢状面内：对于矢状面的平背畸形，支具很难矫形，但最少要维持这种状态，不要因为支具加重平背畸形。图 3-107、图 3-108 可以看出 GBW 支具的设计，是符合正常生理曲度的。与老式色努支具对比，GBW 支具更加符合人体生理结构。

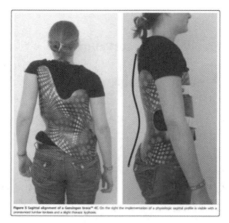
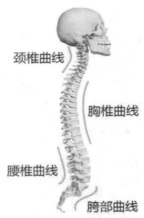

颈椎曲线

胸椎曲线

腰椎曲线

胯部曲线

图 3-107　GBW 支具

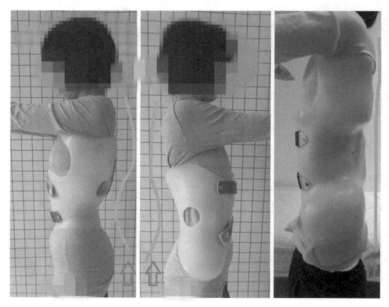

图 3-108　GBW 支具和老式色努支具的对比

所以,支具要矫正偏移、旋转,维持正常生理曲度,争取在最短时间得到最大的恢复。

(十六)一副严重影响发育的脊柱侧弯支具

南小峰脊柱矫形工作室以普及脊柱侧弯知识、脊柱侧弯支具知识为己任。

希望通过我们的努力让大部分的孩子早发现、早治疗，从而避免手术，最终得到稳定的曲线、对称的体表。

我们接诊过一个来自武汉的患者，孩子在当地制作了支具（见图 3-109），我们暂且认为他对脊柱矫形有用，但这种支具带来的不良影响比好的作用要大得多。由于支具对身体全面包裹，在胸部没有开窗，在肩部压住脊柱，对孩子的发育造成影响。

尤其在右侧肩部有一个肩套（箭头位置），会阻止脊柱向上生长。

支具设计时的主要原则是包覆面积越少越好，只是在脊柱歪的方向矫形，其他位置都要给孩子发育留有空间。所以，德国支具体系，通过科学的分型原则，尽可能地减少了对身体正常发育的影响（见图 3-110）。

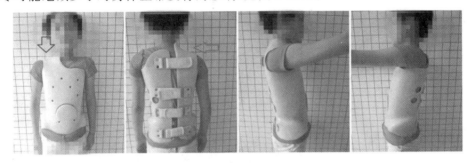

图 3-109　对身体全面包裹的支具

Lehnert-Schroth augmented classification:

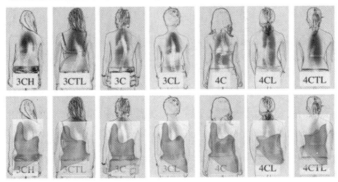

From left to right: 3CH (3-curve with hip prominence), 3CTL (3-curve with hip prominence thoracolumbar), 3C (3-curve balanced), 3CL (3-curve with long lumbar countercurve), 4C (4-curve double), 4CL (4-curve single lumbar) and 4CTL (4-curve single thoracolumbar).

图 3-110　德国 GBW 支具分型体系，不同的曲线设计不同的支具

(十七)一例让人痛心的脊柱侧弯孩子治疗过程

2017年,我工作室来了一名患者,孩子在3年前发现脊柱侧弯,度数只有十几度。后来拍片,度数增加到40°多(见图3-111),令人非常痛心。

孩子先在南京某知名医院推荐的厂家定制支具,后又在北京某医院住院治疗(治疗期不能站、坐,配合竹片支具)。度数不但没有得到矫正,还在持续加重。

脊柱侧弯由于没有不适症状,很难发现,发现时往往度数很大。有的孩子不得不手术治疗。但是,早发现,没有经过科学治疗,度数不断加重,是我们最不愿看到的结果。

以这个病例为教训,希望已经发现孩子脊柱侧弯的家长引起重视,积极配合治疗。

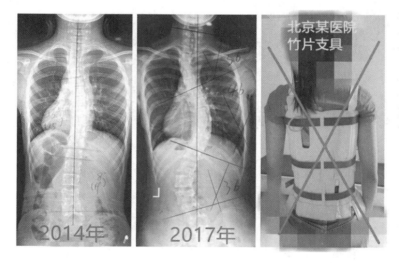

图3-111　竹片支具失败案例

(十八)支具腰部面积过大,导致患者胸弯加重一例报告

脊柱侧弯导致脊柱在三维空间发生畸形,设计复杂,需要合理的生物力学原理。大家可以参考本书第三章"脊柱侧弯与支具"中的"(十五)脊柱侧弯支具需要三维设计"。如果为了追求支具内腰部最直,用很大的压力面积去矫正,体表会因为错误的压力面积造成新的畸形,而且会加重胸弯。

2017年7月,我工作室来了一个在北京某医院支具治疗的孩子,支具治疗了一段时间,虽然腰弯侧弯度数减少,但胸弯增加了10°左右,胸部剃刀背8°左右,给下一步支具治疗带来了非常大的体表问题。

具体病例如下：

孙某，女，发现时腰部侧弯 35°，胸部 17°。戴支具后拍片，度数没有异常。脱支具复查发现胸弯加重到 28°，腰部减少到 27°。如图 3-112。

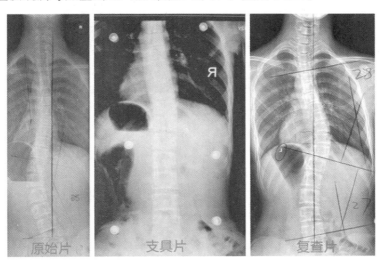

图 3-112　原始片，支具片，复查片

最重要的是，由于腰部压力面积太大，压住了胸 11 和胸 12 肋骨，导致左侧腰部塌陷，右侧突出，体表完全变成了胸右弯的状态，右侧肩胛骨突出。如图 3-113 所示，右侧圈位置明显突出，左侧圈可以看出腰部压力面积过大。

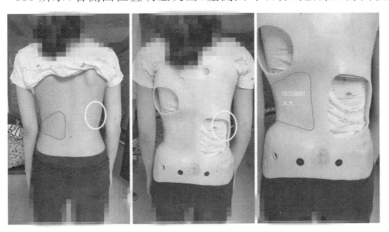

图 3-113　体表拍照

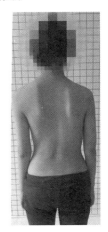

图 3-114　站立位
背部体表

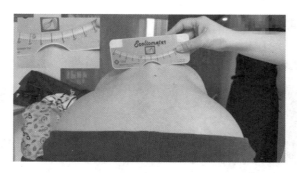

图 3-115　弯腰 90°,可以通过测量尺看出,右侧高
出 8°左右,整个左侧凹陷

对于由于支具造成的新的体表问题,矫形变得复杂(见图 3-114、图 3-115)。如果想恢复体表,有可能会加重腰弯。如果想矫正侧弯,不关注体表,有可能体表对称度越来越差。只能建议脱支具 3 个月,然后再决定如何治疗。

(十九)德国 GBW 支具有什么特点

德国 GBW 支具是目前最先进的脊柱侧弯矫形支具。矫形效果惊人,从三维空间对脊柱畸形进行最大程度的矫正。

那些所谓的"硬支具"试图通过固定患者(见图 3-116 左),限制他们的活动去减缓脊柱侧弯的进展,但 GBW 支具(见图 3-116 右)和这些支具不一样,它通过引导身体修正运动(和德国施罗斯矫形体操原理一样),最终达到矫正脊柱侧弯的目的。它将患者的身体置于过度矫正姿势下,这个姿势与患者的病理弯曲相反,故此能有效地减轻脊柱侧弯,同时改变其他不良姿势。

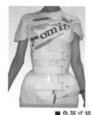
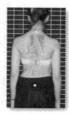
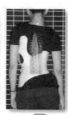
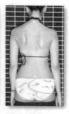

■色努式矫形器
胸部中下段的侧凸及旋转

色努支具:固定身体,限制脊柱活动,矫正率低,包覆面积过大图片来自于网络。

德国GBW支具:引导脊柱向好的方向运动,对身体活动限制小,矫正率高,包覆面积小。

图 3-116　色努支具与德国 GBW 支具对比

(二十)脱支具后,反弹多少度是合理的

孩子穿戴支具矫形脊柱侧弯,第一要关心的是戴支具后的侧弯度数变化,矫正率越高越好。经过一段时间的治疗,我们更关心脱掉支具的侧弯度数。脱掉支具后,脊柱侧弯的度数都会比戴支具时的度数略大,都会有反弹,反弹5°—10°是合理范围。如果脱支具后,度数和原始度数一致,只是维持,没有矫正,估计孩子年龄偏大。如果度数比原始度数更大,加重了一些,估计孩子没有能穿够时间。

下面,我们以实际病例来说明。

肖某,女,2003年生,2015年12月月经初潮。发现脊柱侧弯时,胸部向右弯曲34°,背部倾斜角(剃刀背)13°。2016年4月定制德国GBW支具,戴支具拍片,度数为8°,矫正率为76%。2016年11月不戴支具拍片复查,度数为19°,反弹约11°(见图3-117)。背部倾斜角为3°(见图3-118)。体表略有过矫。

从这个病例看,孩子的侧弯度数和背部倾斜角的度数都减小了,脱掉支具后侧弯度数反弹约11°,在合理范围内。这主要得益于孩子年龄小(月经2年以内),支具每天22小时穿戴,德国施罗斯体操每天40分钟左右。这三个重要方面都达到了。

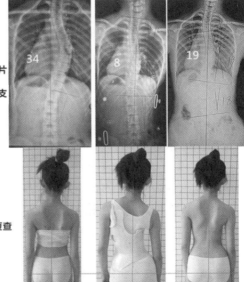

从左到右:
原始片,戴支具片,半年复查片

原始度数34°,戴支具到8°,脱支具反弹到19°

从左到右:
原始体表,戴支具,脱支具复查

图 3-117　过矫案例

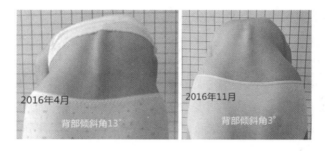

图 3-118　背部倾斜角

四、脊柱侧弯与手术

在国内,经常见到一些患者只有很小的侧弯度数,医生就已经为其做了矫形手术,有的度数虽然超过 45°,但孩子还在生长发育期,医生也进行了手术治疗,直接使用了最后的方法。这些患者真的需要那么早进行手术治疗吗?可能 70% 的都不需要。那为什么医生那么积极呢?这中间巨大的利益使得部分医生没有了底线。而且,度数小的手术矫形效果也漂亮,家长高兴。但是,手术做完真的就万事大吉了吗?回答是否定的。手术后有太多的并发症,如钉子松动、钢板断裂、背痛、新的代偿弯曲等(见图 3-119)。当然,医生是不会那么清楚地告诉家长的。最后,孩子承受着手术带来的新的问题,短期的和长期的,家庭也承受着巨大的经济压力。所

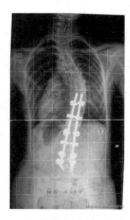

图 3-119　脊柱侧弯术后 X 线片

以,手术治疗能推后就推后,实在没办法了,再选择手术治疗。

特发性脊柱侧弯的治疗方法一般是根据 Cobb 角的大小来选择,分别是矫形体操、支具和手术。但不是 Cobb 角大于 45° 的马上就要手术,手术的选择很严格,有很多指标,比如年龄、脊柱侧弯进展的风险等,还有最关键的是患者本身的意愿。但为什么有些医生给很多没有达到手术标准的患者做了手术呢?是由于手术背后有强大的利益链条,一台脊柱侧弯手术动辄 15 万—20 万元,主要是内固定费用非常高,而医生会拿到 3 成的提成。所以,手术的选择要慎重,但若

真达到手术标准了，也不要排斥。

（一）脊柱侧弯度数达到手术标准，一定要手术吗

德国 Weiss 博士是享誉全球的脊柱侧弯保守治疗专家，是德国施罗斯矫形体操的第三代传人。施罗斯家族研究保守治疗近百年，比较反对手术治疗，提出只要侧弯不影响生命，不建议做手术。如图 3-120、图 3-121，原因有以下几点。

（1）术中风险很高。在对美国一项针对 575 例青少年脊柱侧凸行后路固定融合的病例回顾中，并发症发生率为 23.5%，包括神经损伤、呼吸系统、胃肠道、内固定或手术部位相关的并发症。

具体而言，共发生 184 个术后并发症，轻微并发症包括轻微神经损伤（18%）、呼吸系统并发症（24%）和切口相关并发症（17%）。11 例严重神经损伤并发症，9 例为神经根损伤，2 例中枢神经系统并发症（1 例剧烈头痛而在急诊室处理，另 1 例术后 2 年出现癫痫）。

（2）术后二次手术的风险是 50%。

（3）脊柱侧弯引起的剃刀背并不能通过手术很好解决。

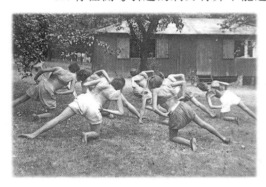 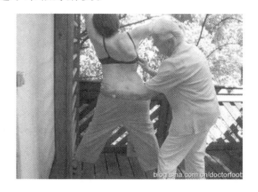

图 3-120　大部分的侧弯孩子度数很大　　图 3-121　Weiss 博士的母亲在给大度数的
　　　　　　　　　　　　　　　　　　　　　　　　　　侧弯患者做治疗

美国关于脊柱侧弯手术治疗随访了 50 年，具体文章可以搜索如下文章标题和网址：

青少年特发性脊柱侧凸随访 50 年：不治疗同样安乐生活

香港医生介绍脊柱侧弯手术

http://v.youku.com/v_show/id_XMzI3MzIzOTQxNg==.html

（二）手术的注意事项

脊柱侧弯发展到一定程度，手术就不可避免了。手术通过钢钉融合部分节段，改善外观和身体症状。患者和家长要注意以下几点：

（1）收集一些脊柱侧弯手术方面的信息。脊柱侧弯融合术不是一个简单的手术，需要从心理上重视起来。和自己的医生尽可能多地沟通，多问问题。也可以在贴吧和 QQ 群与做过手术的孩子交流，了解各方面的信息。

（2）调整身体到最佳状态。由于身体在术后很长时间都需要休息、制动，所以术前尽可能多地吃健康食品，锻炼身体。保持身体的良好状态，包括臂力，术后很多事情要靠臂力完成。

（3）调整房间的状态，让一切用起来顺手。比如洗澡，最好用洗澡椅，并且让家人陪同。

（4）手术后你会感觉身体很僵硬，因为医生会在手术中根据你的侧弯类型融合部分节段，脊柱的活动受限，需要不断去适应。身体的平衡也需要重新调整。

（5）准备必要的生活用品，纽扣式开衫是很实用的，方便穿脱。

脊柱侧弯手术三维动画视频网址：http://blog.sina.com.cn/s/blog_63811b6e0101oa4r.html

（三）手术的并发症

脊柱侧弯的治疗主要是体操矫形、支具矫形和手术矫形。手术矫形虽然矫正率高、周期短，但同时也会给孩子带来很多并发症，主要有内科和外科两种。

1. 内科并发症

（1）常见并发症：胆石症、胰腺炎、应激性溃疡、肠梗阻、凝血功能异常。

（2）少见并发症：视力、听力缺失，胸腔并发症。

2. 外科并发症

外科并发症包括脊髓神经损伤、低血容量性休克、电解质紊乱、感染、假关节形成、矫正率丢失、螺钉矫形棒断裂、曲轴现象。

五、脊柱侧弯与足部问题

特发性脊柱侧弯发病率高，容易诊断，但不容易治疗。由于脊柱是人体对称的中轴，一旦发生弯曲，就会引起一系列的连锁反应，比如骨盆倾斜、剃刀背、扁平足等。

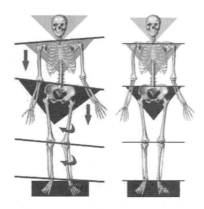

图 3-122　非平衡姿态和平衡姿态

　　对于脊柱侧弯造成的扁平足,在矫正脊柱侧弯时,同时对扁平足也需要进行矫正。目前通常使用三维足部扫描仪(见图 3-123)测量足部数据(见图 3-124),进行畸形评估,制作鞋垫矫形扁平足。

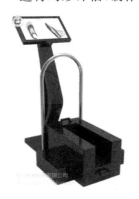

图 3-123　三维全足扫描仪

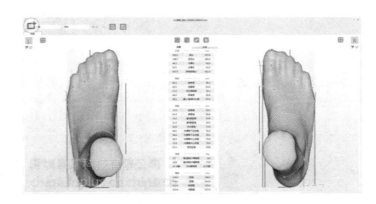

图 3-124　全足扫描数据

　　通常需要根据不同足部畸形状态用不同材料制作。恢复正常足底生物弓形结构(见图 3-125、图 3-126、图 3-127)。

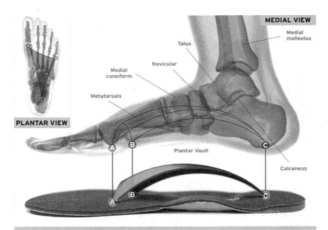

图 3-125　正常足底弓形结构

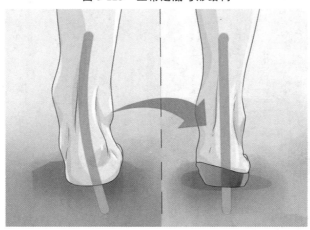

图 3-126　穿上鞋垫后,足部生物力学恢复

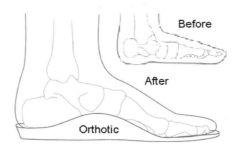

图 3-127　足底弓形结构恢复

科学研究发现，很多脊柱侧弯的孩子都有扁平外翻足，70.3％发生在一侧，20.8％的孩子两侧都有。扁平外翻足（见图3-128）是一种足部畸形，表现为跟骨外翻，足弓塌陷。为什么脊柱侧弯会造成足部畸形？这是由于脊柱侧弯后骨盆旋转，进一步造成下肢骨骼发生内在旋转，从而引起扁平外翻足。所以，矫形侧弯的同时，必须制作足部的矫形器，矫正畸形。

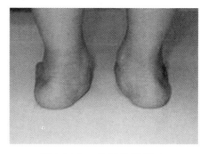

图3-128　扁平外翻足

　　我工作室通过3D足部检测仪对脊柱侧弯的孩子进行足部检测，大部分孩子都有不同程度的足部畸形。

　　3D足部检测仪可以更为客观准确地评估足部问题。将跟骨外翻指数、足弓指数、拇外翻指数详细显示，给出客观评估，足部检测报告如图3-129所示。

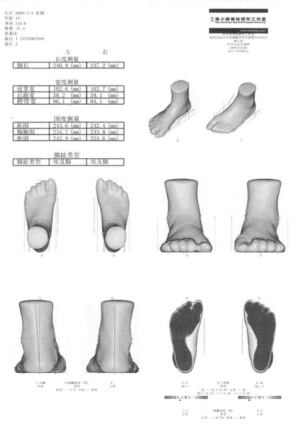

图3-129　足底检测报告

应根据检测报告设计足部鞋垫，制作最为合适、准确的矫形足垫。图 3-130 是不同程度的足部畸形。图 3-131、图 3-132、图 3-133 是正常足底受力分析、轻度扁平足受力分析和重度扁平足受力分析，深色表示受力较大，浅色表示不受力。

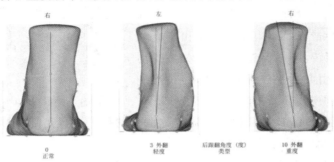

图 3-130　从左到右，足跟外翻越来越严重

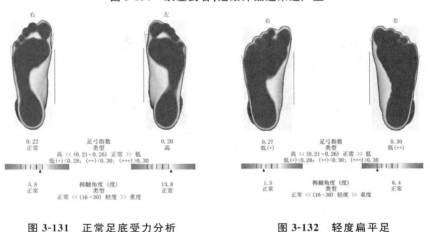

图 3-131　正常足底受力分析　　　图 3-132　轻度扁平足

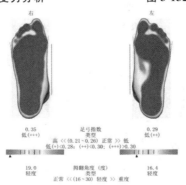

图 3-133　重度扁平足，足底全部受力

脊柱侧弯引起的扁平足如何矫正？http://v. youku. com/v _ show/id _ XM-jc1NDk1Njg3Ng＝＝. html

六、脊柱侧弯与怀孕

关于这个话题，几乎每个脊柱侧弯的孩子和家长都非常关注，因为大部分的患者是女性。成年之后，脊柱侧弯每年加重的风险是 1°左右。当然，根据不同的曲线类型和度数，风险也会不同。

总的来说，在怀孕期间，侧弯不会大幅度增加。

Weiss 博士在他的书中做了详细的解释，希望可以帮助到大家（见图 3-134）。

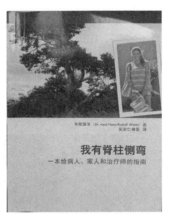

图3-134　《我有脊柱侧弯》一书

第四章　支具矫形脊柱侧弯及具体病例

一、老式色努支具矫形病例

（一）山东女孩脊柱侧弯老式色努支具矫形一例报告

张某，女，山东人，2001年生，骨龄4级，身高1.68m，脊柱侧弯一年有余，主弯在胸部（见图4-1），Cobb角35°。腰部代偿弯曲，骨盆水平。

经我工作室制作色努支具，戴支具拍片（见图4-2），显示脊柱力线正常，支具空间足够。胸部侧弯矫正到10°，矫正率为71%。同时教授腰背肌锻炼方法和矫形体操。图4-3为孩子戴支具后面观。

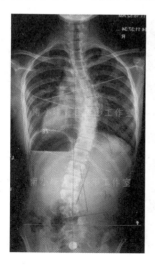 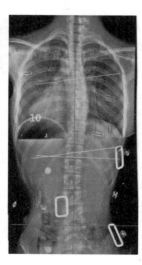 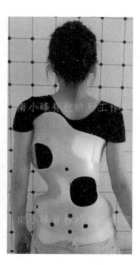

图4-1　原始片　　　　图4-2　支具片　　　　图4-3　支具后面观

(二)黑龙江脊柱侧弯支具矫形一例报告

刘某,女,黑龙江人,2000 年生,骨龄 4 级,身高 1.66m,坐高 87cm,体重 42.7kg,月经 2 年。于 2013 年发现脊柱侧弯,主弯在腰部(见图 4-4),Cobb 角 30°。骨盆不水平,左低右高。最近在我西安工作室制作新支具。戴支具拍片 (见图 4-5),显示脊柱力线正常。腰部侧弯矫正到 10°,矫正率为 67%。同时教授腰背肌锻炼方法和矫形体操。图 4-6 为孩子戴支具后面观。

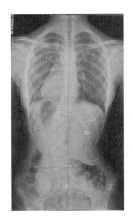

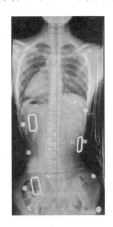
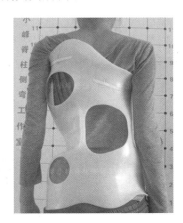

图 4-4　原始片　　　　　图 4-5　支具片　　　　　图 4-6　支具后面观

(三)陕西 S 形脊柱侧弯支具矫形一例报告

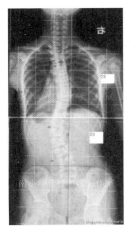
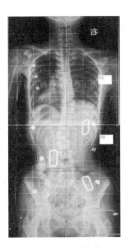
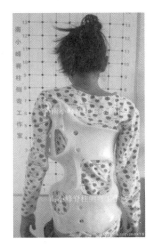

图 4-7　原始片　　　　　图 4-8　支具片　　　　　图 4-9　支具后面观

　　孙某,女,陕西人,12 岁,月经尚无,于 2014 年 3 月发现脊柱侧弯,脊柱整体呈 S 形(见图 4-7),大部分椎体偏左,不在中线上。腰部 Cobb 角 33°,胸部 Cobb 角 25°。孩子于近日在我工作室制作色努支具,戴支具拍片(见图 4-8),显示脊柱力线正常,大部分椎体在中线左右。腰部侧弯矫正到 10°,矫正率为 70%。胸部侧弯矫正到 15°,矫正率为 40%。同时教授腰背肌锻炼方法和矫形体操。图 4-9 为孩子戴支具后面观。

(四)西安脊柱侧弯支具矫形一例报告

　　陈某,女,西安人,12 岁,月经 4 个月,于 2014 年 3 月发现脊柱侧弯,主弯在腰部(见图 4-10),Cobb 角 25°。在西安某部队医院支具室定制里昂支具,矫形效果很差。于近日在我工作室制作色努支具,戴支具拍片(见图 4-11),显示脊柱力线正常。腰部侧弯矫正到 3°,矫正率为 88%。同时教授腰背肌锻炼方法和矫形体操。图 4-12 为孩子戴支具后面观。

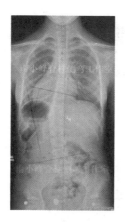
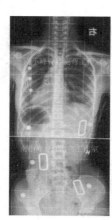
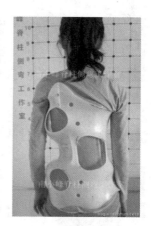

图 4-10　原始片　　　　图 4-11　支具片　　　　图 4-12　支具后面观

(五)脊柱侧弯导致脊柱严重偏移支具矫形一例报告

　　刘某,女,14 岁,月经 2 年,于 2012 年 8 月发现脊柱侧弯,主弯在腰部(见图 4-13)。经过一段时间的治疗,现在 Cobb 角 26°。经检查,脊柱严重偏左,大部分椎体都不在中线上。骨盆倾斜,腿长一样。于近日在我工作室制作色努支具,戴支具拍片(见图 4-14),显示脊柱力线正常。因骨盆倾斜也得到部分改善,决定不给足底加垫。腰部侧弯矫正到 3°,矫正率为 88%。同时教授腰背肌锻炼方法和矫形体操,主要减少肌肉萎缩和改善骨盆倾斜。图 4-15 为孩子戴支具后面观。

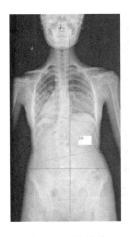
图 4-13　原始片

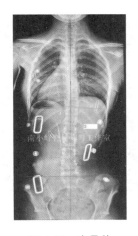
图 4-14　支具片

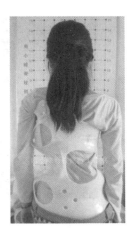
图 4-15　支具后面观

(六) 河北脊柱侧弯支具矫形一例报告

王某,女,河北人,15岁,月经4年有余,患有马蹄内翻足,4岁时做了矫形手术,恢复良好。患者侧弯主要在胸腰部,右侧弯,Cobb角28°。于2013年12月在国家康复辅具中心就诊。经检查(见图4-16),孩子骨骺尚未闭合,还有矫形时机。我们为其定制了色努支具。戴支具拍片后测量度数为10°(见图4-17),矫正率为58%。患者于2014年3月复查拍片(见图4-18)。经了解,孩子每天穿戴支具22小时,脊柱外观明显改善,对支具力度已经非常适应。我们决定增加矫形力度。调整支具后,戴支具拍片,测量度数为7°。侧弯度数持续减少。图4-19为孩子戴支具后面观,整体力线良好。

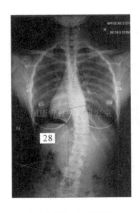
图 4-16　原始片

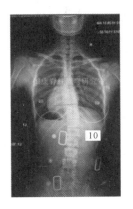
图 4-17　2013年12月支具片

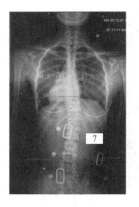

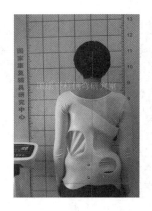

图 4-18　2014 年 3 月支具片　　　图 4-19　支具后面观

(七)浙江脊柱侧弯支具矫形一例报告

李某,女,浙江人,15 岁,于 2012 年 7 月发现脊柱侧弯,主弯在腰部,一直穿戴支具矫形,月经已有 2 年多。李某来我工作室更换支具后,鉴于孩子骨骺还未闭合,建议再穿戴支具一年。经检查,孩子侧弯度数不大,但整体脊柱偏左,大部分椎体不在中线上(见图 4-20)。详细查体后发现,孩子还有膝关节反张、扁平外翻足、拇指外翻等骨骼畸形,我们叮嘱家长注意孩子的站姿和坐姿,同时定制鞋垫矫形足部畸形。数天后,我工作室制作色努支具,戴支具拍片检查(见图 4-21),腰部过矫 5°左右。脊柱整体力线微偏右。矫形效果良好。图 4-22 为孩子戴支具后面观。

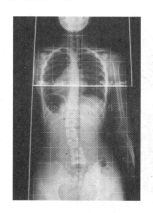

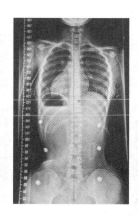

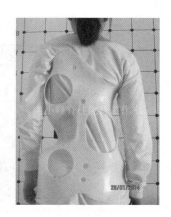

图 4-20　原始片　　　图 4-21　支具片　　　图 4-22　支具后面观

（八）江苏 12 岁女孩脊柱侧弯支具矫形一例报告

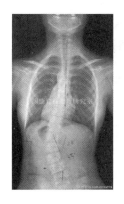 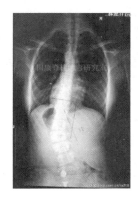 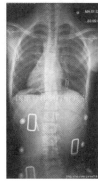 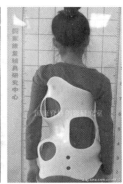

图 4-23　初次发现侧弯　图 4-24　支具前重新拍片　图 4-25　支具片　图 4-26　支具后面观

　　刘某,女,江苏人,12 岁,于 2013 年 8 月发现脊柱侧弯,到南京某知名医院检查,侧弯度数 38°(见图 4-23),骨龄 0 级。医生将孩子介绍到某假肢厂定制支具,孩子家长觉得该假肢厂很不正规,就没有制作支具,而选择在家里进行锻炼。后来来我工作室复查,拍全脊柱站立位片(见图 4-24),侧弯度数 33°,略有减小。考虑到孩子正处于发育高峰期,也是最佳的矫形时机,我工作室为其制作色努支具。拍片检查(见图 4-25),侧弯度数基本为 0°,矫正率 95％以上。图 4-26 为孩子戴支具后面观。

（九）湖北严重平背脊柱侧弯支具矫形一例报告

　　刘某,男,湖北人,16 岁,于 2012 年 9 月发现脊柱侧弯(见图 4-27),Cobb 角 25°,侧位片观察,颈胸腰生理曲度变小,平背严重。胸 12 腰 1 部位略有向后成角。在当地制作支具穿戴一年,2013 年 8 月复查,脱掉支具 24 小时拍片,侧弯角度 30°(见图 4-28),近一年时间侧弯度数没有减小,反而增加了 5°,而且脊柱力线偏左。近日该患者来到我工作室,经检查,孩子骨龄 4 级,身高 1.78m,肺活量 3900,背部倾斜角 10°。我工作室建议更换新支具,继续矫形。戴支具拍片(见图 4-29),侧弯矫到 16°,矫正率为 47％。同时教授孩子腰背肌锻炼和矫形体操。嘱咐孩子一定在支具内进行呼吸训练和主动躲避压力点动作,可以增加 1/3 的矫形力。附带压力垫一块,2 个月后自行粘贴,增加矫形力度。图 4-30 为孩子戴支具后面观。

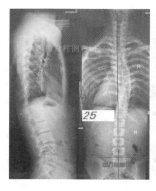 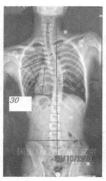 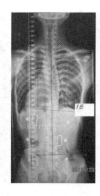 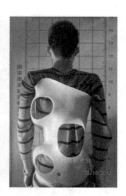

图 4-27　初次发现侧弯　图 4-28　一年后加重　图 4-29　支具片　图 4-30　支具后面观

（十）南京脊柱侧弯患者支具矫形一例报告

　　王某,女,南京人,10 岁,骨龄 0 级,于 2013 年 7 月发现脊柱侧弯,在南京某知名医院就诊,拍片检查侧弯 30°(片子不允许带走,侧弯度数根据孩子母亲记忆),并到医生指定的假肢厂定制支具,未戴支具拍片检查支具效果。2014 年 7 月来我工作室求诊。经检查,我工作室先要求孩子戴支具拍片(见图 4-31),显示侧弯度数为 20°,鉴于孩子年龄小,支具效果尚可,建议 10 月份进行支具更换。近日,我们根据上次的戴支具片给孩子重新制作了支具。拍片检查(见图 4-32)。腰部弯曲矫正到 8°,矫正率为 67%。图 4-33 为戴支具后面观。

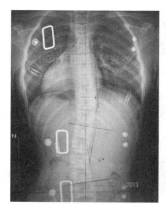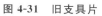 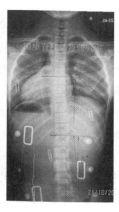 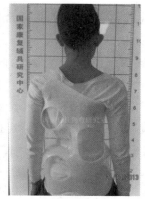

图 4-31　旧支具片　　　图 4-32　新支具片　　　图 4-33　支具后面观

（十一）陕西中度脊柱侧弯支具矫形一例报告

　　王某,男,陕西人,12 岁,骨龄 0 级,于 2013 年 3 月发现特发性脊柱侧弯,7

月在西安某部队医院制作支具矫形,10月复查(见图4-34),侧弯度数由28°增加到33°。经笔者检查,孩子处于快速生长期,原支具矫形效果较差,建议更换色努支具继续矫正。10月15日戴新支具拍片(见图4-35),胸弯由33°矫形到14°,矫正率为58％。腰弯由20°矫形到2°,矫正率为90％。图4-36为孩子站立位姿态照片,脊柱整体平衡,无倾斜。

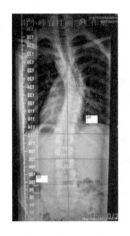
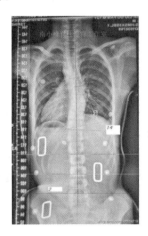
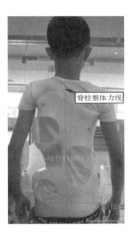

图4-34　原始片　　　　　图4-35　支具片　　　　　图4-36　支具后面观

(十二)武汉中度脊柱侧弯支具矫形一例报告

笔者近期在杭州出差,给武汉的一例中度脊柱侧弯的孩子制作了支具,具体情况如下:刘某,女,12岁,Cobb角27°,骨龄2级,属于中度侧弯(见图4-37)。戴支具拍片(见图4-38),Cobb角9°,支具矫形率67％。图4-39为戴支具后面观。

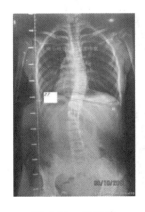
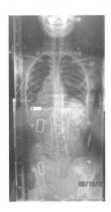
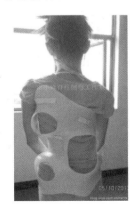

图4-37　原始片　　　　　图4-38　支具片　　　　　图4-39　支具后面观

(十三)福建重度脊柱侧弯支具矫形一例报告

王某,男,福建人,14 岁,发现特发性脊柱侧弯 9 个多月。胸弯为原发性弯曲,Cobb 角 56°(见图 4-40),骨龄 1.5 级。顶椎偏离身体中心线 2.5cm。骨盆不水平,左低右高。家长考虑孩子侧弯较严重,一直休学,发现后在当地制作支具矫形,由于支具不合适孩子也没有很好地穿戴,几次拍片复查度数均有所加大。按照标准,侧弯超过 45°应该进行手术治疗,但考虑到孩子骨龄较小,身体仍在发育阶段,先进行保守治疗。如果保守治疗失败,再考虑手术矫形。

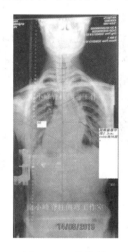

图 4-40　原始片

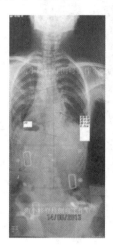

图 4-41　支具片

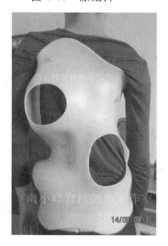

图 4-42　支具后面观

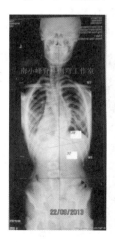

图 4-43　戴支具 3 个月减小 17°

之后,孩子来我西安工作室定制了色努支具。戴支具拍片,胸弯 Cobb 角 30°(见图 4-41),矫正率 46%。顶椎距离身体中线缩小到 0.8cm。腰椎矫形力度稍差,给予加垫处理。通过左脚加垫,调整骨盆问题。并教会孩子有针对性地做矫形体操,配合支具矫正侧弯。图 4-42 为戴支具后面观。

3 个月后孩子到西安复查,身高增加了 3cm,每天穿戴支具 22 小时。去掉支具 24 小时拍片,胸弯从原来的 56°矫形到 39°,减小了 17°(见图 4-43)。通过片子分析,我工作室分别在腰部和左侧腋下支具增加力度,孩子继续穿戴。

(十四)先天性脊柱侧弯术后支具矫形一例报告

先天性脊柱侧弯由于椎体的畸形状态不同,治疗相对会较复杂。但一般都要先进行手术矫形,摘除致病椎体,再通过支具矫形,尽可能地保持脊柱处于良好状态。现通过一个实例说明一下。

刘某,男,8 岁,先天性脊柱侧弯,胸 12 半椎体,4 岁时做了手术,摘除半椎体,并通过内固定融合上下两个椎体,术后脊柱侧弯得到完全矫正。但 2013 年 7 月的片子(见图 4-44)显示腰弯 20°,骨盆不水平。定制色努支具后拍片(见图 4-45),显示腰弯 4°。通过足部加垫,调整骨盆至水平位。支具只需晚上穿戴,尽量减少支具对孩子的影响。3 个月后复查,再根据情况调整支具穿戴时间。图 4-46 为戴支具后面观。

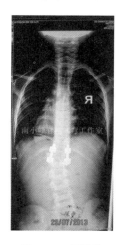
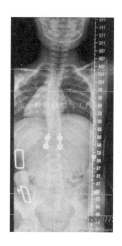
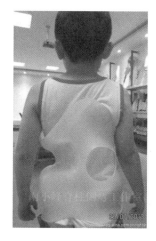

图 4-44 原始片　　图 4-45 支具片　　图 4-46 支具后面观

(十五)湖北 S 形脊柱侧弯一例报告

刘某,女,湖北人,15 岁,发现脊柱侧弯 2 年多,脊柱呈 S 形弯曲,骨龄 4 级,月经 2 年,胸弯 34°,腰弯 32°(见图 4-47)。经检查,C7 偏左 3cm,力线不正。肋弓由于椎体旋转表现左高右低。经我制作色努矫形器后,戴支具拍片检查(如图 4-48),C7 位于臀中,胸椎矫正到 11°,矫正率为 67%。腰椎矫正到 13°,矫正率为 59%,椎体旋转矫正 1°。通过画线仔细观察,胸廓两侧肋骨边缘位于中线线 1 两侧,完全对称。测量胸椎最弯处的肋骨间隙,左侧略大于右侧,明显地将肋骨间隙拉开。图 4-49 显示戴支具后背部照片,可以看出给予胸廓的空间足够大。

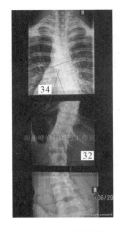 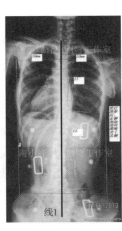 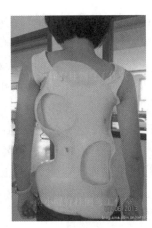

图 4-47　原始片　　　　图 4-48　支具片　　　　图 4-49　支具后面观

(十六)陕西特发性脊柱侧弯支具矫形一例报告

王某,女,陕西人,7 岁,半年前发现脊柱侧弯,腰弯 30°(见图 4-50),胸弯 17°。定制色努支具矫形,戴支具拍片(见图 4-51),腰弯基本都在 5°以下,我们要求支具穿戴每天 20 个小时,戴支具后面观如图 4-52。3 个月后复查,没有拍片,主要调整脊柱偏左的问题。教矫形体操一套,支具穿戴时间不变。6 个月复查,身高长了 3cm。拍全脊柱站立位正位片(见图 4-53),显示基本度数 5°以下,脊柱力线正常。由于孩子还未进入发育高峰期,建议在夏天减少支具穿戴时间,多进行游泳运动。

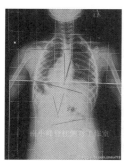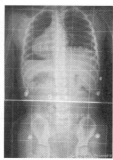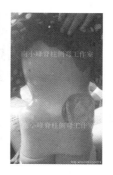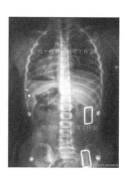

图 4-50　原始片　　　图 4-51　支具片　　　图 4-52　支具后面观　　　图 4-53　6 个月复查支具片

(十七)辽宁省一例特发性 S 形弯曲脊柱侧弯支具矫形效果对比

刘某,女,辽宁人,13 岁,月经 1 年半,特发性脊柱侧弯,典型的 S 形弯曲。骨盆不水平,左边比右边低 1.5cm。C7 偏左 1cm(见图 4-54),胸弯 40°,腰弯 38°。经过我制作色努矫形支具后,戴支具拍片(见图 4-55)。胸弯矫正到 16°,矫正率为 60%。腰弯矫正到 13°,矫正率为 66%。经观察 X 线片,左侧腋下力度不够,进行加垫微调。图 4-56 为孩子戴支具后面观。

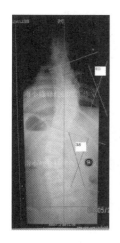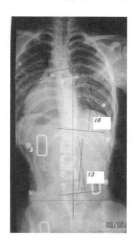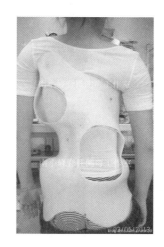

图 4-54　原始片　　　图 4-55　支具片　　　图 4-56　支具后面观

(十八)颈椎侧弯如何矫形

脊柱侧弯,根据发病部位不同有腰椎侧弯、胸椎侧弯、颈椎侧弯。由于颈椎部位分布着重要的神经、血管,不能施加很大的矫正力,控制起来较难。以前的方法是通过密尔沃基式的颈环来控制,但会给孩子带来很大的心理压力。很多孩子不愿意穿戴这样的支具。新式色努支具提供了新的矫正思路:一是将 T2/T3 位置推到过矫位置,头部自动回到中心,颈椎弯曲就能得到改善;二是头顶书本每天练习 15 分钟,改善肌力,主动矫正颈椎弯曲。

我们以一个实例来说明一下。刘某,女,11 岁,发现脊柱侧弯半年有余,胸椎侧弯 32°。发现后就在西安某部队医院制作支具,戴支具拍片(见图 4-57),胸椎矫正到 17°,但颈椎弯曲有 29°。5 个月复查拍片(见图 4-58)。经我工作室重新制作色努支具拍片(见图 4-59),上胸椎被推到右侧,颈椎弯曲改善到 14°。图 4-60 为孩子戴支具后面观。

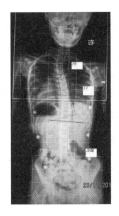

图 4-57　西安某医院支具片

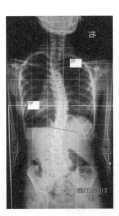

图 4-58　5 个月复查拍片

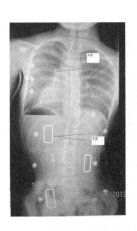

图 4-59　新式色努支具片

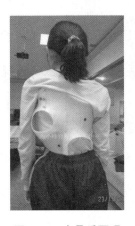

图 4-60　支具后面观

二、新式色努支具矫形病例

（一）湖北高位胸部侧弯新式色努支具矫形一例报告

刘某，女，湖北人，2000 年生，骨龄 4 级。身高 1.68m，坐高 88.5cm，体重 48kg。于 2014 年 8 月发现脊柱侧弯（见图 4-61），主弯在胸部，位置偏高，Cobb 角 40°。腰部代偿弯曲，骨盆水平。

孩子于暑假期间在北京某部队医院支具室定制支具（见图 4-62），经笔者检查后发现有很多问题，最关键的是支具没有预留任何的发育空间，长时间穿戴会引起严重的肋骨变形，形成"支具型胸廓"，同时导致孩子肺活量减小。通过观察戴支具片，发现脊柱整体力线非常差。从戴支具照片前面观察，腰部和胸部均无抗旋压垫，不知道是何种支具类型。因为色努支具最重要的就是支具要有空间和抗旋。

经我工作室重新制作支具，戴支具拍片，显示脊柱力线正常（见图 4-63）。支具空间足够。胸部侧弯矫正到 24°，矫正率为 39%。同时教授腰背肌锻炼方法和矫形体操。图 4-64 为孩子穿支具后面观。

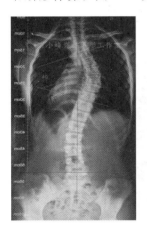

图 4-61　原始片

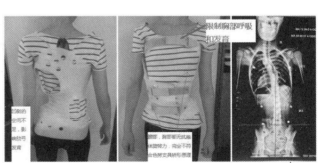

图 4-62　北京某医院支具及支具片

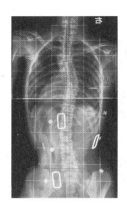

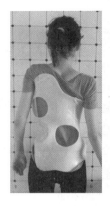

图 4-63　支具片　　　　　　　图 4-64　支具后面观

（二）德国短小型支具矫正脊柱侧弯加脊柱偏移两例报告

孩子腰部侧弯后,往往伴随脊柱的整体偏移,在用支具矫形时,最好在矫正侧弯的同时改善脊柱整体偏移,保证脊柱整体平衡。下面是两例脊柱矫形实例。

（1）青海女孩,图 4-65 为发现脊柱侧弯时的片子,腰部左侧弯曲 38°。戴支具半年后矫形到 28°（见图 4-66）,戴最新的德国短小型支具拍片度数为 8°左右（见图 4-67）,脊柱整体力线改善。图 4-68 为孩子戴支具后面观。

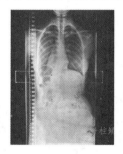

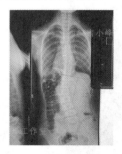

图 4-65　初次发现侧弯　　　　图 4-66　支具半年后拍片

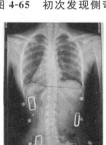

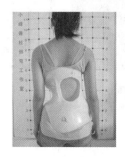

图 4-67　支具片　　　　　　　图 4-68　支具后面观

（2）苏州女孩，左侧腰弯 18°，脊柱整体偏左（见图 4-69），戴最新的德国短小型支具拍片为 5°左右，脊柱偏移改善（见图 4-70）。图 4-71 为孩子戴支具后面观。

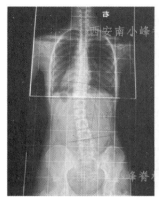 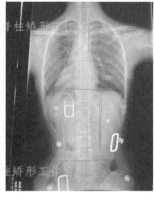 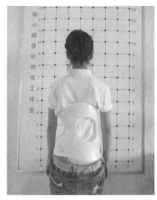

图 4-69　原始片　　　　　图 4-70　支具片　　　　　图 4-71　支具后面观

（三）德国根新根支具体系治疗上海脊柱侧弯一例报告

王某，女，上海人，2000 年生，骨龄 4 级。身高 1.59m，坐高 85cm，体重 42.9kg，月经来潮一年。于 2013 年发现脊柱侧弯，主弯在腰部（见图 4-72），Cobb 角 46°，骨盆水平，背部倾斜角 9°。家长从发现孩子侧弯开始，不断地更换支具厂家，有的厂家的支具只改善了 5°左右。我在南京讲课期间，孩子的奶奶专程到南京咨询，令我很是感动。孩子最近在北京工作室国康研究室制作新支具，新支具采用德国根新根支具体系，更加隐蔽、短小。戴支具拍片（见图 4-73），显示脊柱力线正常，腰部侧弯矫正到 21°，矫正率为 54%。同时教授腰背肌锻炼方法和矫形体操。图 4-74 为孩子戴支具后面观。

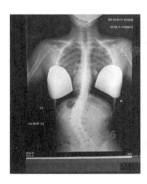 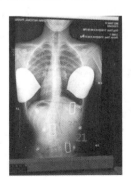 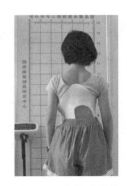

图 4-72　原始片　　　　　图 4-73　支具片　　　　　图 4-74　支具后面片

(四)德国根新根支具分型体系治疗脊柱侧弯一例报告

和德国支具专家经过一年多的交流,在保证支具效果的前提下,我们就如何提高支具的舒适性、隐蔽性不断进行学习和改进。图 4-75 为德国支具分型体系,针对不同的侧弯类型,采用不同类型的支具,以达到最佳的矫形效果。

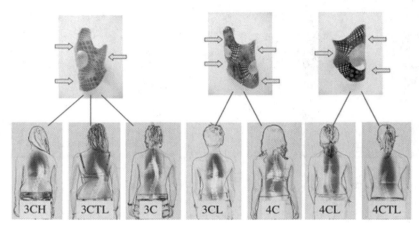

图 4-75　德国支具分型体系

王某,男,河南人,14 岁,骨龄 3 级。身高 1.69m,坐高 87cm,体重 50.3kg。于 2013 年 8 月发现脊柱侧弯,主弯在腰部(见图 4-76),单腰右弯,属于分型体系的 4CL,Cobb 角 25°,骨盆水平,肩部左高右低。近日在我西安工作室定制支具。戴支具拍片(见图 4-77),显示脊柱力线正常。腰部侧弯矫正到 -2°,矫正率为 108%。根据片子建议孩子稍松拉带。同时教授腰背肌锻炼方法和矫形体操。图 4-78 分别为孩子戴支具后面观和侧面观。

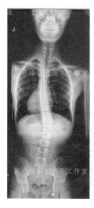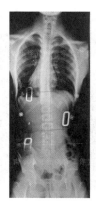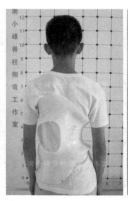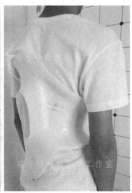

图 4-76　原始片　　图 4-77　支具片　　图 4-78　支具后面观及支具侧面观

（五）西安脊柱侧弯支具矫形一例报告

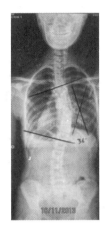

图 4-79 初次发现侧弯

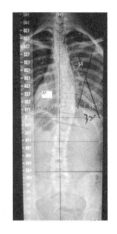

图 4-80 支具前片子

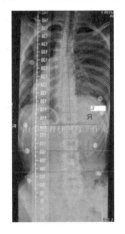

图 4-81 支具片

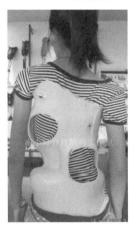

图 4-82 支具后面观

西安王某,女,13 岁,于 2013 年 8 月发现脊柱侧弯(见图 4-79),Cobb 角 36°,诊断为特发性脊柱侧弯。在西安当地医院制作支具矫形,未戴支具拍片检查矫形效果。近日在我工作室检查,建议不戴支具复查 X 线片,测量度数为 32°(见图 4-80)。鉴于孩子月经刚来 2 月,还有矫形时间,建议更换支具。戴上我工作室制作的色努支具后拍片(见图 4-81),测量度数为 3°,矫正率为 90%。颈椎部分有 10°左右弯曲,只能通过体操和主动运动矫正。图 4-82 为戴支具后面观。

半年后复查时,脱支具 48 小时,拍片复查(见图 4-83),胸弯矫形到 22°。相比 2013 年 11 月,好转了 10°左右。鉴于孩子体态控制能力较好,我们为孩子更换新式色努支具时将支具左侧骨盆做开放式设计,提高穿戴舒适性和隐蔽性。戴支具拍片(见图 4-84),显示支具内胸弯 2°,力线正。图 4-85 为孩子戴支具后面观。

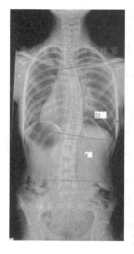
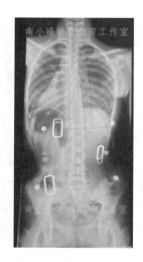
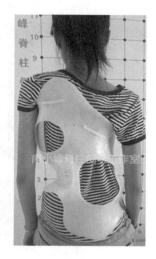

图 4-83　半年后复查　　　图 4-84　新支具支具片　　　图 4-85　支具后面观

(六)骨盆开放型新式色努支具矫形中度脊柱侧弯一例报告

张某,女,12 岁,骨龄 3 级,月经来潮 1 年。身高 1.63m,坐高 85cm,于 2013年 4 月发现脊柱侧弯,主弯在胸部(见图 4-86),Cobb 角 49°。同时在腰部和颈部各有一个代偿弯曲。矫形治疗过程:在当地和北京某医院各做了一个支具,由于孩子不够配合和支具效果差等原因,最近复查侧弯有所加重。于近日在北京工作室国家康复辅具研究中心脊柱侧弯研究室定制新式色努支具,考虑到孩子脊柱整体力线很正,决定制作骨盆开放型支具(见图 4-87),提高支具的隐蔽性、舒适性和美观性。戴支具拍片,脊柱力线正常(见图 4-88)。胸部侧弯矫正到 25°,矫正率为 49%。同时教授腰背肌锻炼方法和矫形体操。图 4-89 为孩子戴支具后面观。

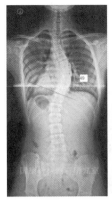

图 4-86 原始片

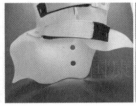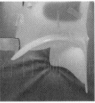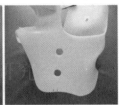

图 4-87 骨盆开放型支具细节展示

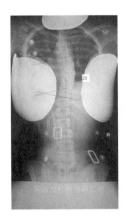

图 4-88 支具片

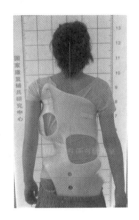

图 4-89 支具后面观

三、德国 GBW 支具矫形病例

GBW 是 Gensingen，Brace，Weiss 三个英文单词的缩写，GBW 支具是 Weiss 博士对他的支具的最终命名。Gensingen 是 Weiss 博士诊所所在的小镇名字，Brace 是支具的意思，Weiss 则是他的名字。

GBW 支具不同于以往的传统支具，传统支具由技师石膏取型，手工制作石膏模型，最终加工出支具。GBW 支具用最先进的 3D 扫描技术取得孩子身体数据（见图 4-90），由 Weiss 博士亲自设计出 3D 模型（见图 4-91），再用数控机床加工出支具模型,最后做出支具。所以,GBW 支具是由计算机全程控制,再加上 Weiss 博士最新的矫形理念,制作出的最有效、最隐蔽、最小巧的支具。

　　我工作室 2014 年 10 月开始引进德国 GBW 支具,所有孩子的病情诊断和支具的设计都是由德国 Weiss 博士完成,材料也是德国进口聚乙烯。这些保证了患脊柱侧弯的孩子都能获得最有效的支具矫形效果。

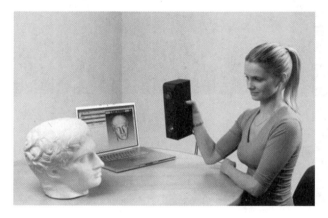

图 4-90　最先进的 3D 扫描技术

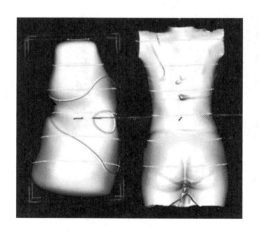

图 4-91　支具设计

注:左边为支具模型,右边为孩子的原始身体数据。

(一)德国 GBW 支具矫形大体重脊柱侧弯一例报告

　　孙某,女,2000 年生,身高 1.77m,体重 83kg。在脊柱侧弯孩子中大体重的患者较为少见,该患者体重超出正常标准 20kg 左右,并且年龄偏大,孩子胸部向右侧弯 42°(见图 4-92)。家长为了抓住最后的矫正时机,选择定制德国 GBW 支具。我们将孩子的各种数据发给德国 Weiss 博士。经过 Weiss 博士诊断分析后,发给我们支具的模型文件。我们通过数控铣床得到模型实物,最终制作出支具。经过调试,戴支具拍片(见图 4-93),孩子的胸部侧弯由 42°矫正到 17°,矫正率为 60%。对于这样体重大、年龄大的孩子,这个矫正效果已经非常理想。

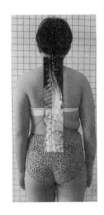
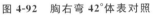

图 4-92　胸右弯 42°体表对照

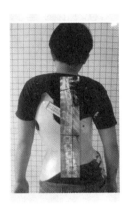

图 4-93　支具后面观及支具片效果

(二)德国 GBW 支具矫形特发性脊柱侧弯一例报告

王某,女,2005 年生,孩子胸腰部向左侧弯 30°。背部左高右低,右侧髋部向右突出(见图 4-94)。家长为了孩子能尽快得到有效治疗,选择定制德国 GBW 支具。我们依然将孩子的各种数据发给德国 Weiss 博士。经过 Weiss 博士诊断

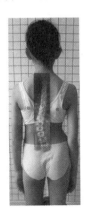

图 4-94　原始片及支具片对照

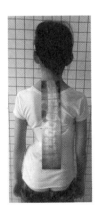

图 4-95　支具后面观及支具片效果

分析后,发给我们支具的模型文件。我们通过数控铣床得到模型实物,最终制作出支具。经过调试,戴支具拍片(见图4-95),胸腰部侧弯由30°矫正到4°,矫正率为87%;而且支具非常小巧、隐蔽。需要特别说明的是,由于采用了最先进的3D扫描技术,支具内部空间可以控制得非常精确,在不影响孩子发育的情况下,将支具做得最服帖,孩子更容易接受。

(三)德国 GBW 支具矫形严重脊柱侧弯一例报告

刘某,女,2001 年生,孩子发生脊柱侧弯后,家长一直在北京为其定制支具,但脊柱侧弯度数仍在不断增加。于 2015 年 5 月来我工作室咨询德国支具。经过实际测量,检查发现孩子的侧弯度数已经发展到 53°(见图 4-96),多家医院都建议手术。经过我工作室人员的详细分析,鉴于孩子年龄尚小,月经初潮未来,而且孩子的侧弯曲线是比较好矫正的 C 弯,我决定为其定制德国 GBW 支具,并配合有 90 多年历史的施罗斯矫形体操。经过中间的几次复查,孩子的侧弯度数不断减少。2016 年 3 月,孩子脱支具两天拍片,度数减少到 30°,体表改善非常明显(见图4-97)。

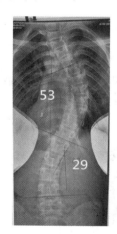

图 4-96　原始片

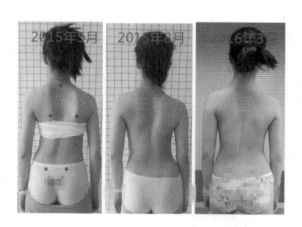

图 4-97　10 个月治疗后,体表明显改善

(四)13 岁女孩戴德国 GBW 支具 8 个月的改善效果

王某,女,2002 年生,特发性脊柱侧弯40°,脊柱整体偏右(见图4-98)。2015年 6 月在我工作室定制德国 GBW 矫形支具,戴支具拍片 19°,经过 8 个月左右时间的治疗,孩子体表恢复良好(见图4-99),脊柱无偏移,度数减少到 34°。于2016 年 2 月在我杭州工作室更换新支具继续治疗。

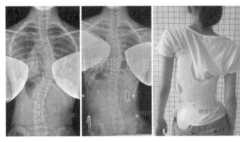

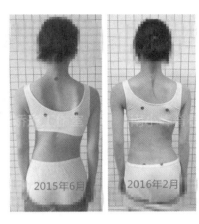

图 4-98　初戴支具细节展示　　　　图 4-99　8 个月治疗后体表恢复情况

（五）德国 GBW 支具 3 个月复查结果

刘某,男,2000 年 9 月生,身高 1.78m,坐高 93cm,体重 67kg。如图 4-100 所示,孩子脊柱侧弯发生在胸腰段,向右呈 C 形。脊柱偏移较大,趋势明显。Cobb 角 38°,背部倾斜角（剃刀背）16°。于 2015 年 8 月在我工作室制作德国 GBW 支具,戴支具拍片,Cobb 角 3°,矫正率为 92%。

3 个月后,孩子复查时,背部倾斜角减少到 11°,改善 5°。体表拍照对比（见图 4-101）,身体偏移改善明显。

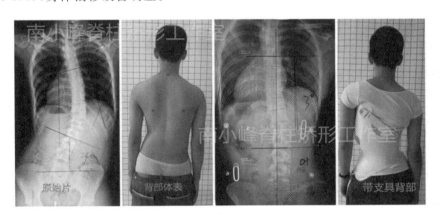

图 4-100　穿戴支具前后对比

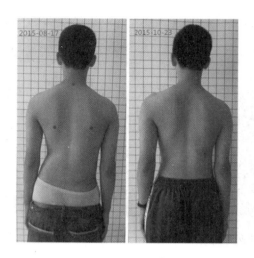

图 4-101　3 个月复查体表拍照对比

(六)德国 GBW 支具矫形结果分享

张某,女,2001 年生,2015 年发现脊柱侧弯 44°(见图 4-102),脊柱严重偏移到左侧,右髋处凹陷厉害,多家医院建议手术治疗。经德国专家诊断,决定先采取保守治疗,用先进的 GBW 支具配合历史悠久的施罗斯矫形体操。2015 年 2 月张某戴上支具,拍片检查为 8°,中间家长和孩子配合非常好,每天坚持穿戴 22 小时,3 个月左右复查一次。来工作室复查时,孩子脱支具拍片为 22°,度数明显减少,体表基本对称(见图 4-103),最关键的脊柱偏移问题得到非常好的矫正。一年多时间,矫正了大部分畸形,避免了手术。

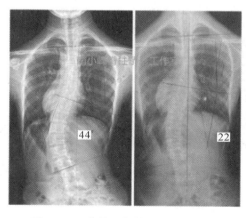

图 4-102　支具一年前后 X 线片对比

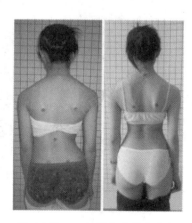

图 4-103　一年后复查体表变化

（七）大龄脊柱侧弯少女支具治疗的意义

特发性脊柱侧弯发病时无任何不适，容易被孩子和家长忽视。有的发现时，骨骼发育已经结束。支具矫形到底还有没有意义？

如果孩子没有经过任何保守治疗，建议戴支具一年，改善体表对称度。当然，前提是孩子愿意配合。我们以下面的实例来看。

徐某，女，2000 年生，月经 4 年，骨龄 5 级。最近才发现脊柱侧弯，胸弯向右 23°，腰弯向左 36°（见图 4-104 左）。骨盆向右突出，腰三角不对称，测量背部倾斜角（剃刀背）17°（见图 4-105）。由于没有经过任何治疗，孩子还处于脊柱侧弯最初始的状态。

经过评估，孩子骨骼发育结束，减少脊柱侧弯的 Cobb 角非常困难，但背部倾斜角可以改善。这是由于腰部就一根骨骼，很容易在水平面将畸形改善。如果这个孩子的剃刀背在胸部，则要困难得多。这是由于胸椎和肋骨，胸骨连成胸廓，是稳定的框形架构，水平面的旋转非常不容易改善。

孩子也非常愿意配合。我们决定给孩子定制德国 GBW 支具（见图 4-106），相对小巧、隐蔽，孩子穿戴心理压力较小。

戴支具拍片，腰部度数 0°，矫正率 100％，胸部减少到 11°。

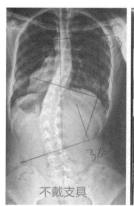
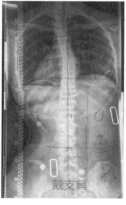

图 4-104　不戴支具和戴支具的拍片对比

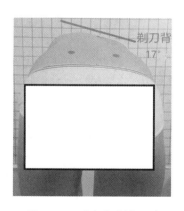

图 4-105　背部倾斜角 17°

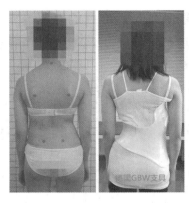

图 4-106　不戴支具和戴支具

南小峰谈大龄脊柱侧弯少女使用支具矫正的意义 http://v.youku.com/v_show/id_XMzMzNDc4NjU4MA==.html

(八)德国 GBW 支具矫正超高胸弯一例报告

通过支具矫形脊柱侧弯,对于胸 4 椎体以下可以改善,胸 4 椎体以上的侧弯只能维持。

超高胸弯指的是最高椎在胸 6/7 位置的弯曲,由于左侧腋下只能作用到胸 4,右侧弯曲又在胸 6/7,矫形变得相对困难。我们看下面的实际例子。

如图 4-107 所示,最左边的 X 线片可以看到,胸弯的最高椎在胸 6,侧弯度数 27°。

穿戴德国 GBW 支具后,通过在支具上标记别针(圆圈位置),然后拍戴支具的 X 线片(中间)。我们可以看到支具的力点非常准确地作用到胸 4 椎体和胸 6/7 椎体,27°侧弯减少到 4°,改善明显。

如果没有现代的 3D 扫描和计算机辅助设计技术,如此精准的力点是很难实现的。

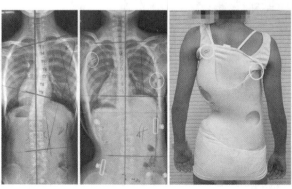

图 4-107　超高胸弯矫正案例

（九）腰椎后凸畸形使用支具矫正一例报告

人体脊柱在侧位观察时，有 4 个生理曲度（见图 4-108），分别是颈弯、胸弯、腰弯、骶弯。当某个曲度过大或过小，都会引起生理曲度紊乱。发育期的孩子也需要支具矫形。下面看实际案例。

王某，女，14 岁，腰部疼痛，拍片后，腰椎后凸畸形。由于腰椎后凸，胸椎生理后凸扁平，造成平背畸形。生理曲线都发生异常（见图 4-109）。

戴支具后，度数减少到 8°，胸椎曲度也略有变好（见图-110）。同时配合特殊的矫形体操，改善腰部肌肉力量。

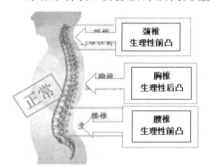

图 4-108 正常脊柱生理曲度

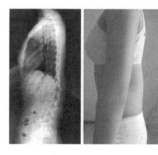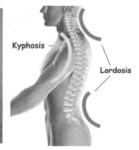

图 4-109 不戴支具时，腰椎后凸畸形

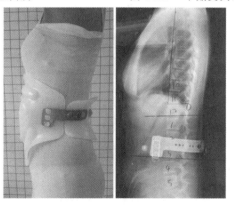

图 4-110 戴支具后，腰椎生理曲度改善

（十）脊柱侧弯 48°，先考虑保守治疗

特发性脊柱侧弯一旦超过 45°，医生都建议手术治疗；但对于还在发育期的孩子，我们建议先保守治疗，手术慎重考虑。

下面的案例表明，月经 2 年以内的孩子，通过有效的保守治疗可以避免手术。

　张某,女,2005年生,2017年8月检查时,月经时间约8个月,脊柱侧弯48°。大部分医院建议孩子尽快手术(一般原则是月经2年以上才手术)。家长考虑孩子尚小,决定先保守治疗,看能否避免手术。

　我们为其定制了德国GBW支具,戴支具拍片,度数为5°,矫正率90%。脊柱整体从偏右都回到中线以内。

　孩子穿戴半天后,我们为其体表拍照,可以看出体表变化明显好转。可以预见,只要孩子很好地配合,避免手术是可以做到的。

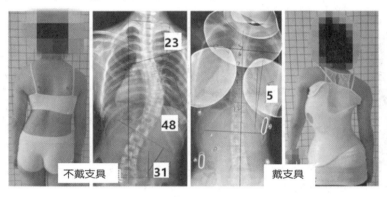

图4-111　戴支具和不戴支具的对比

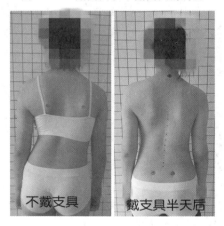

图4-112　戴支具半天后的体表对比

(十一)脊柱侧弯少女努力10个月,侧弯角度减少24°

　脊柱侧弯的保守治疗,是一场和时间赛跑的战斗,孩子一天天地长大,矫形越来越困难,所以,必须在最短的时间获得最大程度的恢复。

首先要有高矫正率的支具,然后家长和孩子认真、严格地执行,缺一不可。

下面的实例希望可以给其他孩子信心,努力坚持,战胜侧弯。

赵某,女,16 岁(2002 年生),2016 年 9 月,发现孩子侧弯,胸弯 40°。经过 10 个月的治疗,度数减少到 16°,体表对称。这 10 个月来,每天一个小时施罗斯体操,练习得非常认真,同时配合游泳、腰背肌锻炼等。

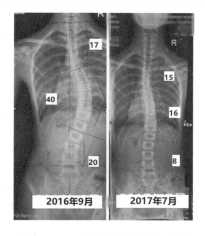
图 4-113　10 个月前后的片子对比

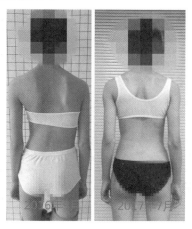
图 4-114　10 个月前后的体表对比

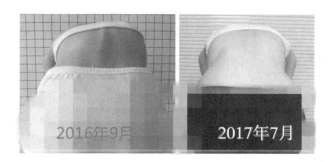
图 4-115　10 个月前后,剃刀背的改善

(十二)脊柱侧弯矫形＝体表对称下的稳定曲线

脊柱侧弯的保守治疗,很难将侧弯完全变直(也有度数小的矫正到 10°以内),那矫形的最终目的是什么呢?

德国 Weiss 博士认为,体表对称为第一位,由于脊柱侧弯好发于女孩,体表对称后,孩子穿薄衣服不被其他人发现身体异常,非常重要!

　　稳定曲线为第二位,脊柱侧弯如何在成年后稳定不发展,稳定的曲线是非常重要的!

　　下面我们看实际案例。

　　需要说明的是,对于德国施罗斯体系来说,孩子的体表数据、3D 模型数据都是留存的,可以定期对比。这是国内其他石膏技术所不可能实现的。

　　周某,女,14 岁(2004 年生)。2015 年发现脊柱侧弯 47°,胸弯比较靠上。通过 2 年的治疗,体表对称,度数减少,曲线稳定。

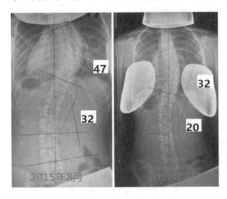 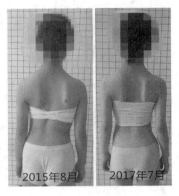

图 4-116　发现时的侧弯曲线与　　　图 4-117　2015 年明显脊柱偏右
　　治疗快 2 年的侧弯曲线　　　　　　　2017 年脊柱无偏移

　　由于孩子年龄尚小,需要继续支具矫形,图 4-118 是定制的新支具。戴支具度数减少到 16°,中线过矫。德国支具追求支具内中线过矫,脱支具后反弹到理想位置。

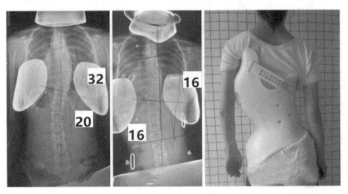

图 4-118　新支具矫正

(十三)脊柱侧弯少女经过 1 年多的努力治疗,换得稳定曲线

脊柱侧弯后,本来稳定、平衡的脊柱状态被打破,发生了偏移和弯曲。不管是手术治疗还是保守治疗,重新建立稳定的曲线,对孩子的一生来说,非常重要。

国外的研究结果,获得 30°以内的 S 形弯曲,成年后侧弯继续发展的可能性小。

我们以实际的案例来解释这个问题。

刘某,女,16 岁(2002 年生),发现侧弯时,胸椎向右侧弯 35°,腰椎向左侧弯 36°,脊柱偏左较多。

2015 年穿戴德国 GBW 支具拍片,胸椎 9°,腰椎 5°,中线过矫。经过 1 年多的治疗,2017 年 6 月,脱支具拍片,胸椎 20°,腰椎 20°。得到稳定曲线。

需要说明的是,德国矫形理念是在体表对称的情况下,得到稳定曲线,治疗结束。

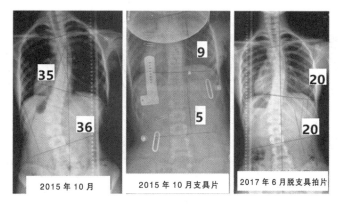

图 4-119　从左到右:发现时的侧弯状态,戴支具拍片,脱支具

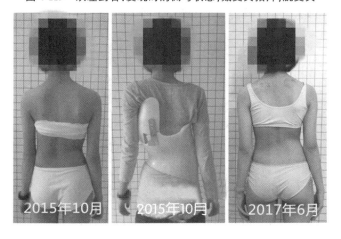

图 4-120　从左到右:发现时的背部,戴支具背部,治疗结束时背部

(十四)脊柱侧弯少女戴德国 GBW 支具 2 年,度数减少一半

特发性脊柱侧弯通过保守治疗会减少度数吗? 大部分医生认为只能维持度数,不可能减少度数。这种观点基于原来老的支具体系,老式色努支具对身体包裹较多,矫正率低,也无具体的矫形体操配合,最后大部分孩子只能维持度数不发展,减少度数的很少。

德国 GBW 支具矫正率高,又配合历史悠久的施罗斯体操,既改变骨骼的畸形,又通过体操增加了肌肉力量,让脊柱侧弯的度数减少变得容易。下面我们通过实例来看。

张某,女,16 岁(2002 年生)。2015 年发现脊柱侧弯,度数 38°。穿戴支具拍片 6°。到 2017 年 6 月,骨骼发育结束,脱支具拍片,度数为 19°,体表对称。通过两年左右,两个德国 GBW 支具的矫形,度数减少一半,得到稳定曲线。结束支具治疗(见图 4-121—图 4-123)。

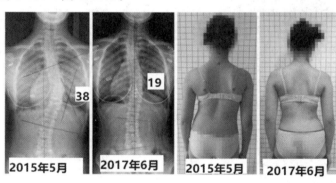

图 4-121　发现时的度数与治疗结束时的度数

图 4-122　发现时的体表与治疗结束后的体表

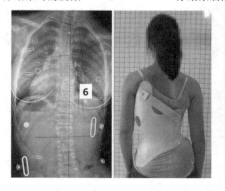

图 4-123　戴支具拍片为 6°与戴支具后面观

南小峰谈少女通过两年努力,脊柱侧弯度数减小一半 http://v. youku. com/v_show/id_
XMzM1MDg3Nzk3Ng==. html。

(十五)16 岁脊柱侧弯少女戴德国 GBW 支具 1 年,改善明显

特发性脊柱侧弯发病率高,好发于青春期的女孩,由于发病时没有任何不
适,容易被家长忽略。

偶然拍片或者体检,发现侧弯时,往往已经错过最佳矫形时机。 这个时候,
虽然矫形比较困难,但还是建议家长做最后的努力,争取有所恢复。

我们看看以下的案例。

刘某,女,2001 年生,2016 年 6 月发现脊柱侧弯,胸腰部向右弯曲 40°。 剃刀
背明显,背部倾斜角测量为 23°。 经过 1 年的德国 GBW 支具矫形,并配合施罗
斯体操。 最近复查,度数减到 20°,体表对称度非常好。 背部倾斜角降到 12°(见
图 4-124—图 4-126)。

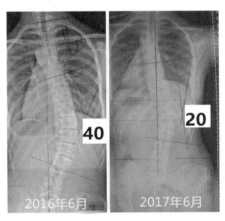

图 4-124　治疗 1 年的 X 线片对比

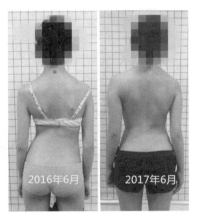

图 4-125　站立位体表对称度,左侧
凹陷明显恢复

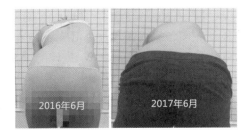

图 4-126　前驱位,背部倾斜角明显改善

(十六)胸腰段脊柱侧弯如何支具矫形

脊柱侧弯发病率较高,在发病时,脊柱的各个位置都有可能发生弯曲,最先出现的是主弯,后发生的叫代偿弯。德国 Weiss 博士的理念是矫形主弯,维持代偿弯,最终得到脊柱平衡、稳定。

胸腰段是指胸椎第 12 节和腰椎第 1 节向侧方发生弯曲,一般不是很好矫正。Weiss 博士经过多年研究,设计出了独特的生物力学矫形方案,在矫正侧弯的同时,改变了脊柱的偏移和旋转畸形。请看下面的实际案例。

孙某,女,2004 年生,脊柱胸腰段向左侧弯 26°,背部倾斜角(剃刀背)11°,脊柱整体偏移到左侧。为了让孩子得到最大程度的恢复,父母给孩子选择德国 GBW 支具配合施罗斯体操。戴支具后,拍片检查,支具内度数为－10°,过矫 10°(见图 4-127)。由于矫正率非常高,孩子每天只需要穿戴 16－18 小时即可。

脊柱偏移得到很好的逆转。支具整体小巧、隐蔽,不限制身体的活动和正常的身体发育。

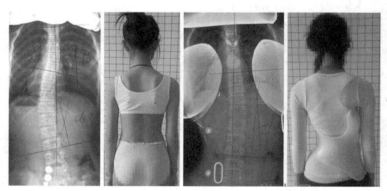

图 4-127　不戴支具和戴支具的对比

(十七)脊柱侧弯 60°如何治疗

刘某,女,2005 年生,月经无,2016 年发现脊柱向右侧弯 60°,背部倾斜角(剃刀背)19°,脊柱严重偏移到右侧。医院建议手术治疗,估计要用生长棒。家长不想太早手术,所以,他们给孩子选择德国 GBW 支具配合施罗斯体操。戴支具后,拍片检查,支具内度数为 21°,矫正了将近 40°的弯曲(见图 4-128－图 4-129)。如果孩子能很好地配合支具治疗,将来就可以避免手术。

所以,对于年龄小、度数大的特发性脊柱侧弯的孩子,不建议太早手术;如果保守治疗失败,再考虑手术也不迟。

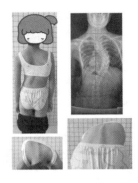
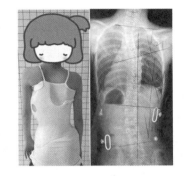

图 4-128　不戴支具　　　　　图 4-129　戴支具

2017 年 3 月,家长带孩子复查,由于时间较短,没有拍片复查。从体表观察,身体离中线略有过矫(见图 4-130),变化非常大。从这个结果看,只要孩子继续检查穿戴,避免手术是没有问题的。

所以,对于特发性脊柱侧弯的矫形,时效性非常强,必须在孩子发育期内完成矫形;不然,骨骼发育结束,矫形也就结束。总的来说,我们不担心孩子度数,只担心孩子骨骼发育结束。

当然,不排除一些发育结束的孩子也有好的矫形效果,这部分孩子一般脊柱柔韧性较好,支具内的矫正率非常高。加上施罗斯体操的良好锻炼,减少度数也是可以预见的。

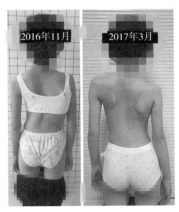

图 4-130　体表过矫

(十八)给新疆脊柱侧弯女孩制作德国支具

新疆的董某,女,14 岁(2004 生),身高 1.67m,体重 50kg。最近,家长发现孩子体表不对称,拍片检查,脊柱呈 S 形弯曲,腰部度数大,37°。胸弯较小。但脊柱整体偏左,骨盆凸向右侧。家长为了尽快矫正孩子的侧弯,选择定制德国 GBW 支具。我们经过数据扫描,测量,拍照,将孩子的各种数据发给德国 Weiss 博士。经过 Weiss 博士诊断分析后,发给我们支具的模型文件。我们通过数控铣床得到模型实物,最终制作出支具。经过调试,拍片,腰部侧弯由 37°矫正到 5°,矫正率为 86％。脊柱整体偏左的问题得到完全矫正(见图 4-131)。

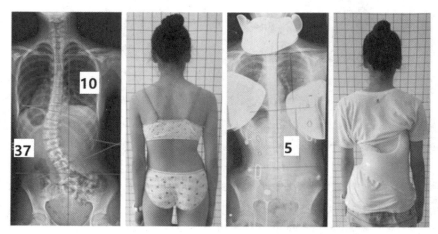

图 4-131　从左到右:不戴支具 X 线片,不戴支具背部,戴支具 X 线片,戴支具背部

(十九)德国 GBW 支具和国产支具哪个好

孩子发生脊柱侧弯,大部分需要支具矫形。所以,有效的支具成为治病的关键。面对市场上各种支具,家长一下子无从选择。毕竟治病时机只有一次,而且,最佳的治疗时期就 2—3 年。到底是选择国内支具还是选择德国 GBW 支具好?我们通过一个实际的病例做一个说明。

郑某,女,15 岁,时月经 4 年左右,家长发现孩子脊柱侧弯时,胸椎向右侧弯 53°(见图 4-132)。家长不愿意手术治疗,想先支具矫形。考察了国内的支具后,选择在北京某部队医院定制支具。戴支具拍片胸弯减少到 38°,矫正率为 28.3％(见图 4-133)。家长不是很满意支具矫形结果。

2016 年 9 月家长带孩子到我重庆工作室检查,鉴于孩子矫形时机不多,他们想选择德国 GBW 支具。经过 Weiss 博士诊断分析后,给孩子设计了更加合理的符合生物力学原理的支具模型。我们工作室最终制作出支具。经过调试,拍片,如图 4-134 右侧,胸部侧弯由 53°矫正到 21°,矫正率为 60％。而且,支具相对小巧、隐蔽、透气。

通过这个孩子在短时间内使用的两个支具对比,我们看到德国 GBW 支具的矫正率更高,比国内支具提高了近一倍的矫正率。这是为什么? 最重要的有两点,一是德国支具采用 3D 扫描仪采集数据,更加精确。二是德国支具是目前全球最先进的支具体系,比国内目前的技术先进十几年。

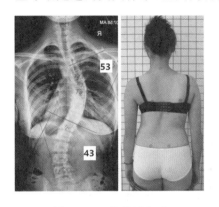

图 4-132　发现侧弯时

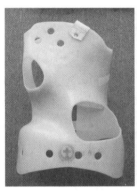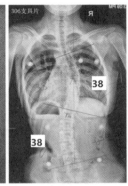

图 4-133　北京某部队医院支具室制作的
支具和戴支具的 X 线片

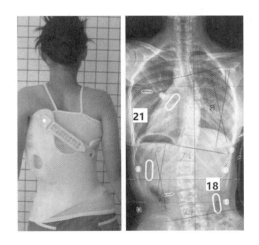

图 4-134　德国 GBW 支具和戴支具的 X 线片

(二十)2 岁多的脊柱侧弯孩子可以用德国 GBW 支具吗

有的脊柱侧弯孩子发病较早,但并不是先天性的,椎体发育没有异常。目前国内医生一般建议石膏矫形,3 个月更换一次。但对于孩子来说,医生打石膏时需要给孩子全麻,对孩子不好;再就是孩子穿戴石膏背心时间长,家长护理困难。

如果应用现代的支具技术就非常方便,轻巧。但也需要石膏取型,取型时需要孩子很好地配合,不能乱动。所以,石膏取型对于幼儿来说也是不太容易。能否制作德国 GBW 支具来矫形呢?我们通过下面的实例来说明。

王某,女,发现侧弯时 2 岁(2014 年 6 月生),孩子胸腰部向右侧弯 42°,椎体发育无异常(见图 4-135)。家长发现孩子脊柱侧弯后,在北京各大医院检查,大部分医院建议孩子石膏背心矫形,孩子家长不是太接受。随后在北京某医院支具室定制了国产支具,但该支具包覆面积过大,影响孩子正常呼吸。

为了让孩子得到相对舒适的支具,他们选择定制德国 GBW 支具。由于使用 3D 扫描技术,几秒钟就可以完成模型采集,孩子无痛苦。经过制作,孩子戴支具拍片,度数减少到 15°,矫正率为 57%(见图 4-136)。孩子穿着非常舒适。同时,我们交给家长一些日常生活矫形方法,配合支具矫形。

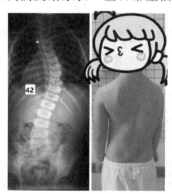

图 4-135　矫形前

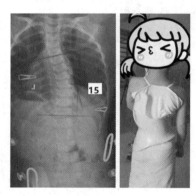

图 4-136　矫形后

(二十一)坚忍女孩戴德国 GBW 支具半年体表恢复良好

张某,女,2000 年生,2016 年年初发现脊柱侧弯,胸腰段脊柱向右弯曲 34°(见图 4-137),脊柱严重偏移到右侧。左髋处凹陷厉害,体表对称度差。经过德国专家诊断,决定采用先进的 GBW 支具配合历史悠久的施罗斯矫形体操。2016 年 1 月份戴上支具,拍片检查为 12°,中间家长和孩子配合得非常好,每天坚持 22 小时穿戴,3 个月左右复查一次。2016 年 8 月 11 日,孩子脱支具拍片为 18°,度数明显减少,体表基本对称(见图 4-138)。

对于年龄偏大,骨龄基本闭合的脊柱侧弯的孩子,度数改变相对困难,治疗目的是以改善体表对称度为主。如何才能抓住最后的改善体表对称度的机会呢?孩子的主动性非常重要!这个孩子用每一天的坚持,让自己得到了良好的恢复!

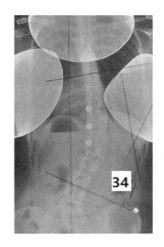

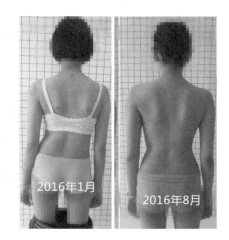

2016年1月

2016年8月

图 4-137　矫形前

图 4-138　矫形后

(二十二)侧弯男孩 2 年多的努力,角度减少 30°

脊柱侧弯的保守治疗,是一场和时间赛跑的战斗。孩子一天天地长大,矫形越来越困难,所以,必须抓住最佳恢复期,在最短的时间内获得最大程度的矫正。

首先必须要有高矫正率的支具;其次家长和孩子必须认真、严格地执行支具与体操结合的治疗方案,两者缺一不可。(如因身体不适,不佩戴支具可增加施罗斯体操的练习时间。)

下面的实例希望可以给其他孩子信心。

努力坚持,战胜侧弯。

患者男,15 岁,2015 年发现侧弯时 40°,经过 2 年 6 个月的治疗,2017 年 8 月减少到 10°,体表对称(见图 4-139)。

这 2 年多来,每天一个小时施罗斯体操,练习得非常认真。同时配合游泳、腰背肌锻炼等。

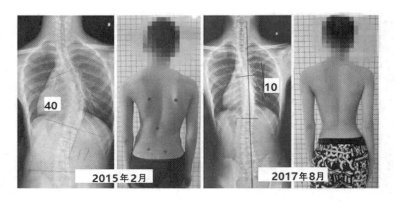

图 4-139　治疗前后对比

(二十三)骨龄较大的脊柱侧弯孩子应该怎样与时间赛跑避免最终手术呢

特发性脊柱侧弯的支具矫形,时机最为重要,所以要早发现、早治疗。但很多孩子被发现脊柱弯曲时,骨龄都偏大,生长发育即将结束,失去了最佳的矫正机会。那对于这部分骨龄偏大的孩子,如何治疗效果较好呢?直接手术治疗的话,度数偏小,不到手术标准。可通过支具配合施罗斯体操矫正弯曲,给孩子一个恢复的机会,目的主要是改善体表外观。部分孩子通过很好的配合,度数也有减少的。下面我们看具体的病例。

额某,女,2001 年生,2016 年月经初潮。2017 年 8 月发现脊柱侧弯,颈胸段呈 S 形弯曲,其中上胸弯向左弯曲为 30°,下胸弯向右侧弯 39°,腰椎有代偿弯17°(见图 4-140)。多家知名三甲医院建议手术治疗且已在全国知名某医院办完住院手续等待手术安排。

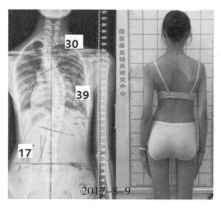

图 4-140　发现侧弯时

　　后家长向我工作室咨询,由我工作室主任赵立伟耐心给家长分析解答后决定先采取保守治疗,选择定制德国 GBW 支具。我们经过数据扫描、测量、拍照,将孩子的各种数据发给德国 Weiss 博士。经过 Weiss 博士诊断分析后,发给我们支具的模型文件。我们通过数控铣床得到模型实物,最终制作出支具。经过调试、拍片,下胸部侧弯由 39°矫正到 5°,矫正率为 87%;上胸弯位置太高,支具无法施加力点,但由于下胸弯得到很好的矫正,上胸弯的度数也由 30°矫正到 22°。

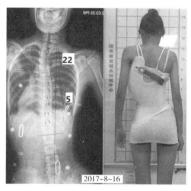

图 4-141　矫形前

　　如果这个孩子在生长发育前不多的时间里能很好地配合治疗,将来得到体表对称,就可以避免手术。所以,建议家长慎重考虑手术治疗。一旦手术后,所有的保守治疗方法也就不能用了。如果有新的问题,只能二次手术。

　　2018 年 1 月 16 日,患者来我工作室复查,体表拍照对比评估:脊柱偏移改善,体表基本对称(见图 4-142)。

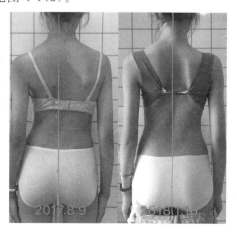

图 4-142　发现侧弯时与复查时对比

(二十四)国产支具和德国 GBW 支具的对比

大部分脊柱侧弯的孩子都需要支具矫形,支具是否有效成为治病的关键。一个新疆脊柱侧弯孩子到北京某医院去治病,医生建议支具矫形,然后推荐他们到某厂定制了国产波士顿支具,如图 4-143 所示。戴支具拍片,左侧为孩子检查时的 X 线片,右侧为戴支具后的片子。可以看出,侧弯没有明显的变化,度数几乎一致。医院专家看后,认为支具有效,孩子家长就离开了医院。

2016 年 12 月,家长带孩子来我工作室检查,通过仔细分析,我们找到了支具效果不好的原因,支具 360°包覆身体,没有给孩子预留生长空间,材料偏软(见图 4-144)。最为关键的矫正压垫居然设置反向。孩子腰部向左侧弯曲,支具腰部的压垫居然在右侧。胸部弯曲在右侧,压垫在左侧。如果孩子听该医生的,坚持戴支具一段时间,我们可以预计到最终的结果,侧弯肯定是不断加重。

我们为其更换新的德国 GBW 支具,戴支具拍片,胸部从 34°矫正到 7°,腰部从 30°矫正到－2°。支具包覆身体较少,设计合理(见图 4-145)。

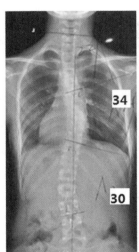
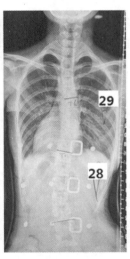
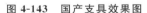

图 4-143　国产支具效果图

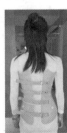
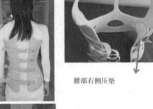
腰部右侧压垫

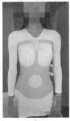
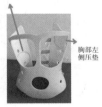
胸部左侧压垫

图 4-144　国产支具的问题

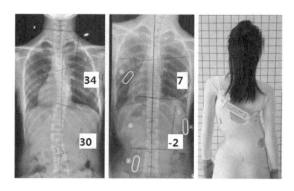

图 4-145　GBW 支具矫形

（二十五）德国施罗斯脊柱侧弯矫形体系治疗案例

德国施罗斯脊柱侧弯矫形体系是目前治疗特发性脊柱侧弯最有效的方法，包括施罗斯体操和 GBW 支具，GBW 支具是被动矫形，可以保持脊柱在大部分时间是最直的状态。施罗斯体操是主动矫形，可以改善患者的肺活量、肌肉力量和日常生活姿态。两个方法结合，可以非常快速、有效地矫正脊柱侧弯。下面我们通过实例来说明。

王某，女，2002 年生，脊柱侧弯 30°，制作德国 GBW 支具后，戴支具拍片为 8°，顶椎略微过矫（见图 4-146）。矫正率为 73%。戴支具背面可以看出支具非常小巧。同时教会孩子练习施罗斯体操，每天 40 分钟左右，配合矫正侧弯。

半年后复查拍片，度数减到 13°左右，相比支具片，仅反弹了 5°，非常理想（见图 4-147）。脱支具后的反弹小，说明孩子的肌肉力量很好，能将脊柱控制在非常好的位置。

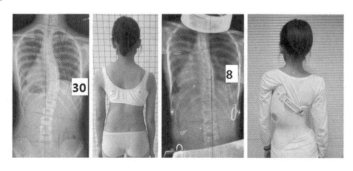

图 4-146　不戴支具与戴支具图

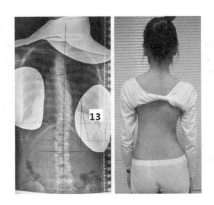

图 4-147　复查图

(二十六)脊柱侧弯少女通过 2 年多努力,度数减少一半

德国 GBW 支具自 2014 年引入到国内,因为其小巧、隐蔽、矫正率高,很多孩子愿意配合治疗,矫形结果也非常满意。我们来看看下面的案例。

秦某,女,2003 年生,在 2015 年 9 月发现脊柱侧弯,胸弯 35°,上胸弯(颈弯)25°,腰弯 20°。家长先后在南京、上海等地支具治疗,由于支具较大,孩子很难配合。

后来,在我工作室制作德国 GBW 支具,截至 2018 年 1 月,先后更换了 3 个德国支具。最近的片子显示,胸弯减少到 18°,颈弯维持在 24°,腰弯减少到 9°(见图 4-148)。

对于这个孩子的曲线类型,我们给予的方案是,维持颈弯(由于颈弯缺少一个力点,矫正不了),矫正胸弯和腰弯。在德国支具 2 年多的治疗期间,颈弯得到很好维持。

从体表对比照片看,孩子外观良好,很难发现侧弯问题(见图 4-149)。对于女孩来说,对称的身体是非常重要的。

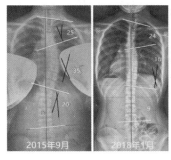

图 4-148　片子对比

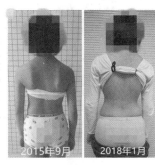

图 4-149　体表对比

(二十七)手术边缘的脊柱侧弯孩子被德国支具拯救

脊柱侧弯手术是个非常大的手术,对于所有脊柱侧弯患者来说,尤其是到了手术边缘的孩子,尽量不手术是最大的愿望。下面的孩子通过9个月的努力,摆脱手术阴影,得到对称体表。

刘某,女,2004年生,2017年发现脊柱侧弯,度数到了惊人的53°,进入手术范围。脊柱偏移严重。戴德国GBW支具后,度数减少到14°,矫正率为74%。2018年脱支具拍片,侧弯反弹了18°,到32°稳定住(见图4-150)。这个度数对人体没有什么大的影响,不需要手术矫形。

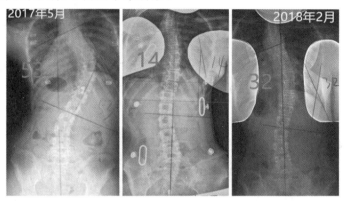

图 4-150　从左到右:原始片子,戴支具拍片,脱支具拍片

体表对称度也在不断改善,通过图4-151中的3张照片可以看出,脊柱偏移不断好转。剃刀背也在减少,原来是13°,最近是6°左右(见图4-152)。

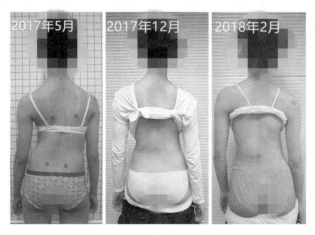

图 4-151　站立位体表对比图

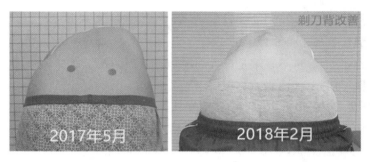

图 4-152　前驱位,背部倾斜角对比图

(二十八)小巧、隐蔽、高矫正率的支具帮助少女摆脱脊柱侧弯手术

脊柱侧弯后,治疗方法有矫形体操、支具、手术三种方法。一般先进行保守治疗,如果保守治疗仍不能阻止侧弯继续恶化,最后才选择手术矫形。如图 4-153,可以看到手术前后,脊柱被十几颗钢钉固定。孩子在承受很大痛苦的同时,丧失了脊柱的正常功能。

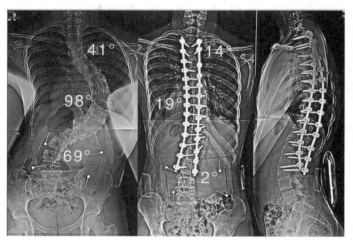

图 4-153　脊柱侧弯手术前后

我们看下面的实际案例,希望可以鼓励更多的大度数脊柱侧弯孩子,通过持续努力,摆脱手术,获得相对稳定的脊柱。

刘某,女,2003 年生,2017 年 3 月发现脊柱侧弯 45°,已经进入手术范围。我们建议先保守治疗,戴支具拍片侧弯变成 2°,矫正率为 95%。2018 年 3 月,脱支具拍片,度数为 15°。1 年时间,度数减少 30°,摆脱了手术困扰(见图 4-154、图 4-155、图 4-156)。

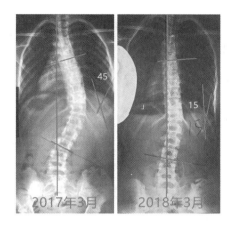

图 4-154　脊柱侧弯度数 1 年前后对比图

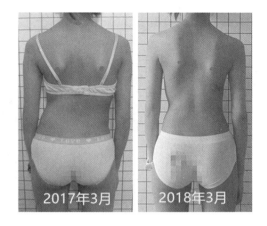

图 4-155　1 年前后体表对称度改善

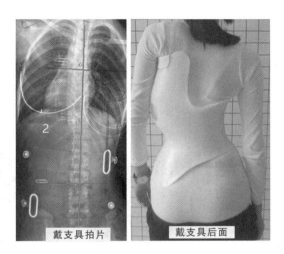

图 4-156　戴支具后的状态

　　目前,支具体系有很多种类。小巧、隐蔽的 GBW 支具解决了孩子的心理压力,孩子更容易配合治疗。高矫正率可以帮助侧弯孩子尽快恢复,在有限的时间内获得最大程度的改善。

(二十九)腰部脊柱侧弯的矫形:GBW 支具 PK 某国产支具

　　对于腰部主弯的脊柱侧弯类型,德国 GBW 体系采用了比较小的设计,在矫正侧弯的同时,减少支具的包覆面积,这样支具可以更透气、更舒适,孩子心理压力更小,更容易配合(见图 4-157)。

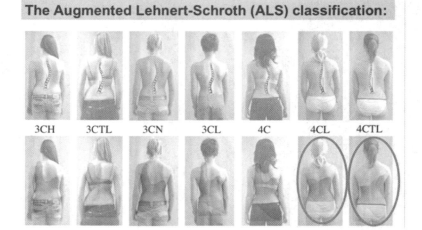

图 4-157　GBW 体系,最右侧的两个设计

国内大部分技师对于腰部主弯的矫正,还是老式设计思路,骨盆和胸部包覆较多。我们通过下面的实例进行对比。

王某,女,腰部侧弯 23°。由于孩子不能适应国内的老式大支具,家长很快重新定制 GBW 支具。我们把支具片和戴支具的前后左右对比照片都发出来,进行全方位对比(见图 4-158)。

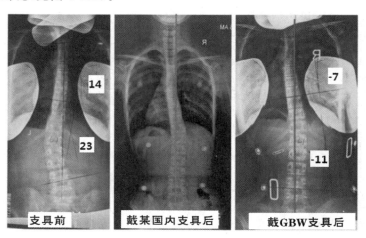

图 4-158　支具前后的 X 线片

可以看出,穿戴两种支具后的 X 线片没有太多区别,过矫程度一样。

如图 4-159 所示,GBW 支具差不多只有国产支具的一半。腰部压力面积也小很多,较合理的面积,不会造成肋骨塌陷。

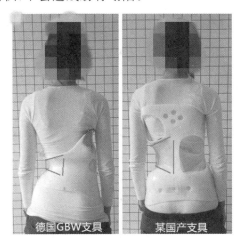

图 4-159　两种支具背部照片

如图 4-160 所示,GBW 支具对于孩子胸部发育完全不影响。国产支具最上面的拉带对于呼吸和胸部发育略有影响。

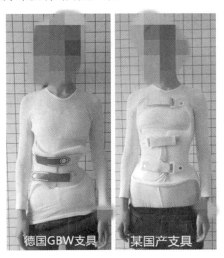

图 4-160　两种支具的正面照片

如图 4-161、图 4-162 所示,GBW 支具在侧面是符合腰部生理弧度。国产支具的生理弧度较平。

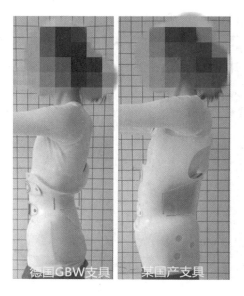

图 4-161 两种支具的左侧对比图

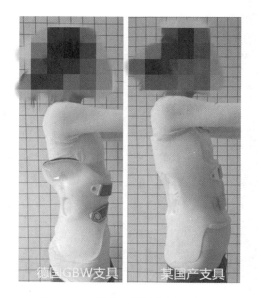

图 4-162 两种支具的右侧对比图

　　GBW 支具的理念是引导式矫形,不限制孩子在正确方向的活动,引导脊柱向正确方向发育。国产支具是挤压式矫形,过多地限制了脊柱的正常活动。

（三十）脊柱侧弯最难矫正曲线病例分享

孩子脊柱侧弯后，有各种不同的曲线。有一种曲线，胸部和腰部的度数都超过 40°，我们称为最难曲线。因为，要依靠支具将两个 40°以上的度数减少，矫正力之间的对抗非常明显，力损耗很大。

对于这类曲线，要想减少度数，有两个主要的矫形思路：一是戴支具后，要有高的矫正率；二是孩子必须很努力地练习施罗斯体操，减少脱支具后的反弹。

我们看下面的实际案例。

王某，女，未戴支具时，胸、腰弯都超过 40°，标准的 S 形曲线。戴 GBW 支具后，胸、腰弯都减少到 10°以内。

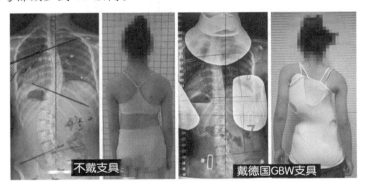

图 4-163　不戴支具与戴支具对比

半年后拍片复查，胸弯减少到 24°，腰弯减少到 28°，都恢复到 30°以内的相对安全范围（见图 4-164、图 4-165）。如果孩子能继续认真练习施罗斯体操，反弹度数只增加 10°，将来可以恢复到 20°以内。以上数据使用国际通用测量软件 Surgimap 测量。

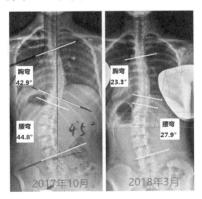

图 4-164　复查效果明显

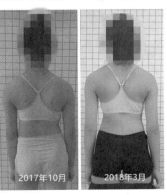

图 4-165　体表对称度改善明显

(三十一)坚持支具配合体操锻炼,恢复良好

王某,女,2002年生,于2016年7月来我重庆工作室就诊时,X线片上测量 Cobb角胸弯为13°,腰弯为20°,剃刀背旋转度为胸部8°、腰部-3°,骨龄3级。考虑到年龄正处于生长发育高峰期,建议孩子佩戴支具矫正。家长为孩子定制了德国GBW支具,并学习了外籍专家马克西姆的施罗斯矫形体操课程。在2017年7月复查时,测量X片显示Cobb角降为胸弯为5°,腰弯为4°,体表外观比较对称,与半年复查时度数基本一致,连续两次拍片度数均较小,表明身体矫正位维持稳定(见图4-166)。

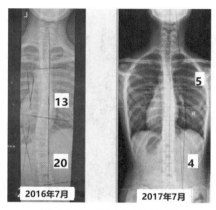

图 4-166 矫形前后对比图

复查时了解到家长监督体操锻炼,能够保证每日不少于40分钟,孩子支具每天可坚持穿戴9小时(度数小的患者支具为部分时间穿戴)。经过1年的坚持取得很好的恢复效果,这与家长早期及时发现侧弯并长期坚持有效的锻炼密切相关。

(三十二)中线过矫案例

脊柱发生侧向弯曲后,部分椎体偏离中线,为了能够很好地矫正这种偏移,我们脊柱矫形工作室制作的德国3D扫描GBW支具追求中线过矫,也就是在穿戴支具后将偏移的中线的椎体推到另一边。这样在脱掉支具时,脊柱才能恢复到中线位置。

周某,女,2002年生,2015年7月发现侧弯,2017年12月22日来我工作室制作德国3D扫描GBW支具(矫形器)。

侧弯情况:腰弯30°,腰椎偏移到中线左侧,胸椎及颈椎也偏移到中线左侧。2018年1月3日穿支具(矫形器)拍片,腰弯9°,腰椎基本靠近中线,胸椎及颈椎被推到中线右侧,中线过矫(见图4-167)。

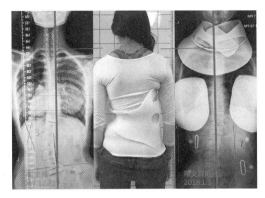

图 4-167　矫形对比图

德国 3D 扫描 GBW 支具,在追求中线过矫的同时,配合施罗斯矫形体操,双管齐下,才能保证脱掉支具以后脊柱恢复到中线位置。

(三十三)20°的脊柱侧弯要佩戴支具矫正吗

对于青少年的特发性脊柱侧弯,佩戴支具进行矫正是非常有效的。通常 Cobb 角 20°时就要考虑佩戴支具了,但是这个并不是唯一标准。一个 7 岁的孩子如果被发现已有 20°的侧弯,通常还没有到达青春期发育高峰,此时是不太需要支具的,或者部分时间(夜间)佩戴支具就可以了;一个 16 岁的女孩也被发现有 20°的侧弯时,考虑到这个年龄时,通常生长发育高峰已基本结束,如果她的身体外形对称、力线平衡,仅通过练习施罗斯矫形体操就可以了;但是,如果一个 11 岁的女孩侧弯度数在 20°,或者仅有 15°,根据之前的临床经验来看,因为她正处于青春期生长发育的高峰阶段,侧弯有 80% 以上的风险是会加剧恶化的,此时若尽早佩戴有效的支具矫形,侧弯很容易得到控制和矫正。

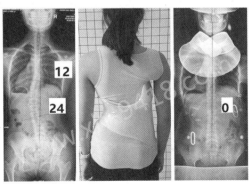

图 4-168　矫形对比图

(三十四)GBW 脊柱侧弯支具的矫形准则

青少年中的特发性脊柱侧弯是目前常见的一种身体畸形,影响着患者的身体外形,且随着生长发育的进程,侧弯的弯度也在持续加重。度数较大时胸廓变形,躯干出现剃刀背畸形,影响心肺功能,使人体容易疲劳、专注力不足。对于 Cobb 角在 55°以下的,年龄段在 10－16 岁间的侧弯孩子,佩戴德国 GBW 脊柱侧弯支具矫正,是目前保守治疗中最有效的手段。

以往支具师在矫正时以 X 线片评估压力区域的位置、支具的矫正幅度是重要的,但是支具的矫正幅度并不是唯一衡量支具质量的准则,还要看支具压力区域对侧是否有足够的空间,这个是 X 线片不能显示出来的。支具如果缺乏足够的空间会引起很多问题:比如患者的躯干在生长期间不能完全发育。德国 GBW 支具矫正不是简单地在突出的躯干施以压力改善,而是将施罗斯矫形体操的锻炼动作融合到支具设计中,通过矫正动作来矫正。这些矫正动作的前提是在压力区域对侧应有足够的空间,能提供良好的矫正和理想的舒适度。从长期观察的结果来讲,这是比较成功的方法。

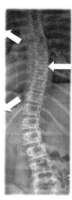 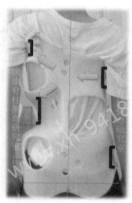 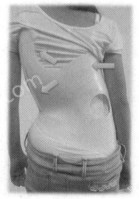

图 4-169　原始片　　图 4-170　传统色努支具　　图 4-171　德国 GBW 支具

图 4-170:一个以压迫方法制造的支具(传统的色努支具),肋骨的活动被压力区域限制。

图 4-171:GBW 德国支具在压力区域的对侧有足够的空间,以容许矫正的活动,且压力的位置较少。

(三十五)其他德国 GBW 脊柱侧弯支具应用实例报告

孩子发生脊柱侧弯后,家长一般非常紧张,病急乱投医,今天按摩,明天牵引,后天美式整脊,尝试各种治疗方法。殊不知,孩子的治疗时机最为重要。目前,国际上最为有效的保守治疗方法只有支具和矫形体操。我们引进德国的 3D 支具,同时教给孩子经典的施罗斯体操,让孩子得到最大程度的恢复。

(1)肖某,女,1999 年生,月经 2 年多,骨龄 4 级,胸部侧弯 16°,腰部侧弯 22° (见图 4-172),背部倾斜角 7°(见图 4-173)。来我工作室定制德国 GBW 支具后, 腰部侧弯由 22°矫正到−10°(见图 4-174),矫正率为 140%。图 4-175 为戴支具 后面观。

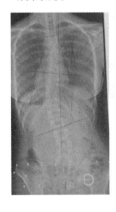 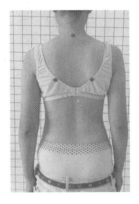 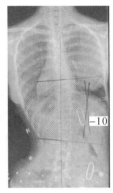 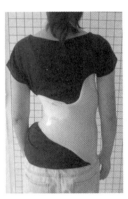

图 4-172　原始片　　图 4-173　背部照片　　图 4-174　支具片　　图 4-175　支具后面观

(2)蔡某,男,2001 年生,发现脊柱侧弯 1 年多,胸部侧弯 40°,腰部侧弯 17°, 骨龄 3 级。胸部的背部倾斜角 7°,腰部 2°。孩子在五一期间参加了我们的德国 支具定制活动。本次活动邀请乌克兰支具专家马克西姆来我工作室

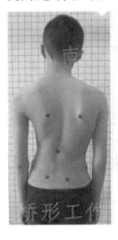 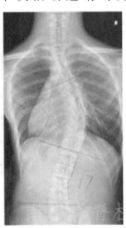 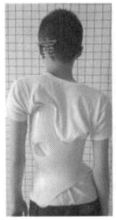 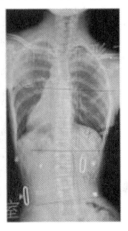

图 4-176　背部照片　　图 4-177　原始片　　图 4-178　支具后面观　　图 4-179　支具片

为 15 个脊柱侧弯孩子定制德国 GBW 支具,并教授施罗斯矫形体操。图 4-176 和图 4-177 分别为孩子背部照片及原始 X 线片,图 4-178 和图 4-179 分别为孩子戴支具背部照片及戴支具 X 线片,胸部侧弯由 40°矫正到 4°,矫正率为 90%。

3 个月后复查,背部旋转度从 7°下降到 3°。背部照片如图 4-180,体表改善非常理想。

(3)王某,女,2001 年生,发现特发性脊柱侧弯 2 年多,胸部侧弯 41°,腰部侧弯 30°,骨龄 4 级。胸部的背部倾斜角 12°,腰部—3°。家长自发现孩子脊柱侧

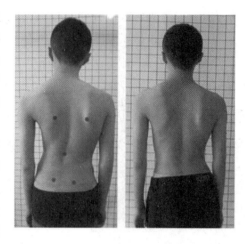

图 4-180　3 个月后复查时体表变化图

弯后,一直在南京某知名医院的合作厂家定制支具矫形。但孩子的侧弯度数仍在增加,之后来我工作室定制德国 GBW 支具,图 4-181 和图 4-182 分别为孩子背部照片及原始 X 线片,图 4-183 和图 4-184 分别为孩子戴支具背部照片及戴支具 X 线片,胸部侧弯由 41°矫正到 8°,矫正率为 80%。

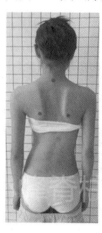 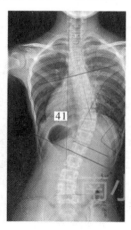 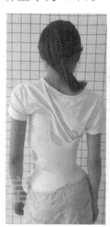 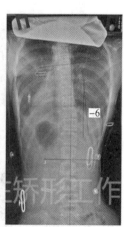

图4-181　背部照片　　图 4-182　原始片　　图 4-183　支具后面观　　图 4-184　支具片

(4)刘某,女,2000 年生,骨龄 4 级,月经 1 年半。发现脊柱侧弯时,胸部侧弯 30°,腰部侧弯 19°。胸部的背部倾斜角 12°,也就是剃刀背较明显。家长决定给孩子定制德国 GBW 支具,提高孩子的穿戴舒适性和隐蔽性。图 4-185 和

图 4-186 分别为孩子背部照片及原始 X 线片,图 4-187 和图 4-188 分别为孩子戴支具背部照片及戴支具 X 线片,胸部侧弯由 30°矫正到－6°,矫正率为 120%,腰部侧弯由 19°矫正到 5°。

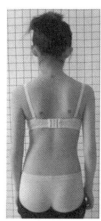 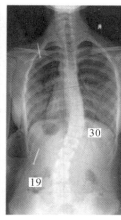 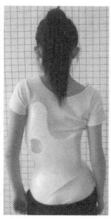 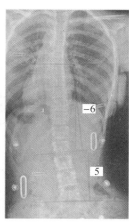

图 4-185　背部照片　　图 4-186　原始片　　图 4-187　支具后面观　　图 4-188　支具片

(5)孙某,女,2000 年生,胸腰部侧弯 36°,骨龄 4 级,月经 2 年多。胸部的背部倾斜角 10°,家长决定给孩子定制德国 GBW 支具。图 4-189 和图 4-190 分别为孩子戴支具前后的 X 线片,腰弯由 36°矫正到 5°,矫正率为 86%。图 4-191 为孩子戴支具后面观。最后教授施罗斯矫形体操,配合矫正侧弯。

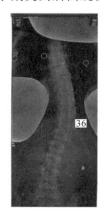 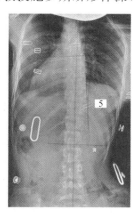 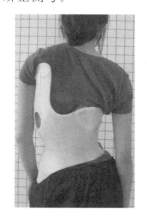

图 4-189　原始片　　　　图 4-190　支具片　　　　图 4-191　支具后面观

(6)赵某,女,2001 年生,腰部侧弯 44°,胸部代偿弯曲 20°,骨龄 4 级,腰部的背部倾斜角 6°。家长决定给孩子定制德国 GBW 支具,提高孩子的穿戴舒适性和隐蔽性。图 4-192 和图 4-193 分别为孩子戴支具前后的 X 线片,腰弯由 44°矫正到 8°,矫正率为 82%。图 4-194 为孩子戴支具后面观。最后教授施罗斯矫形体操,配合矫正侧弯。

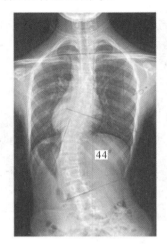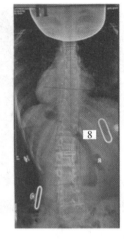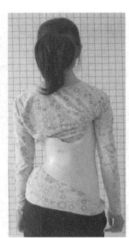

图 4-192　原始片　　　　图 4-193　支具片　　　　图 4-194　支具后面观

　（7）王某,女,2001 年生,Cobb 角 27°,胸部代偿弯曲 12°,腰部的背部倾斜角 5°,骨龄 4 级。家长决定给孩子定制德国 GBW 支具。图 4-195 和图 4-196 分别为孩子戴支具前后的 X 线片,腰弯由 27°矫正到 8°,矫正率为 70%。图 4-197 为孩子戴支具四面观。同时,我们也有多种花色的支具可供选择。最后教授施罗斯矫形体操,配合矫正侧弯。

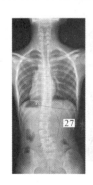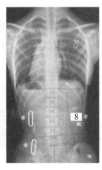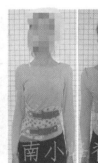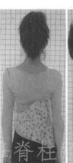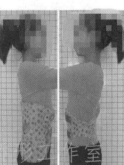

图 4-195　原始片　图 4-196　支具片　　　　图 4-197　支具四面观

　（8）刘某,女,2001 年生,云南傈僳族,骨龄 3 级,发现脊柱侧弯半年左右,

Cobb 角 27°（见图 4-198）。发现后在昆明当地制作支具治疗，后经复查，侧弯发展到 39°（见图 4-199），家长决定给孩子定制德国支具。如图 4-200 所示，胸弯由 39°矫正到 0°，矫正率为 100%。图 4-201 为孩子戴支具的照片，支具非常小巧、隐蔽。同时教授施罗斯矫形体操。

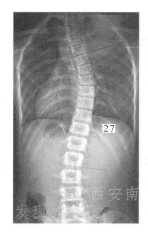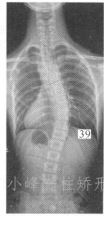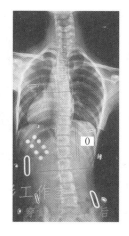

图 4-198　初次发现　　图 4-199　侧弯加重　　图 4-200　戴德国支具片效果图

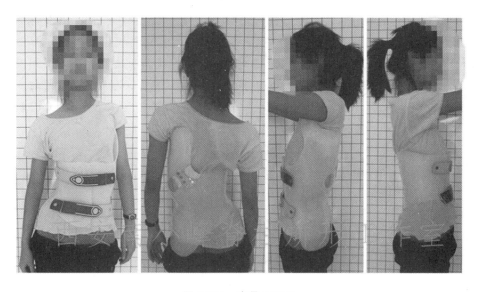

图 4-201　支具四面观

(9)杨某,女,1999年生,骨龄4级,发现脊柱侧弯多年,胸、腰椎都有弯曲,Cobb角27°,脊柱整体偏左较多。考虑到孩子戴其他国内支具心理压力较大,家长决定给孩子定制德国支具。同时教授施罗斯矫形体操。图4-202和图4-203分别为孩子戴德国支具前后的X线片,胸弯由27°矫正到8°,矫正率为70%;腰弯由27°矫正到3°,矫正率为89%。图4-204为孩子戴支具四面观。

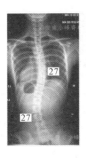 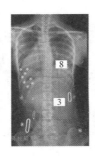 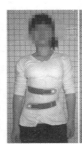 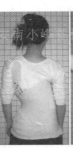 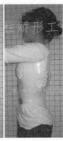 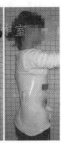

图 4-202　原始片　图 4-203　支具片　　　　图 4-204　支具四面观

(10)张某,女,2000年生,身高1.71m,坐高92cm。骨龄4级,发现脊柱侧弯多年,主弯在胸部,Cobb角40°。从发现孩子脊柱侧弯至今,一直支具矫形,但背部倾斜角还有20°。考虑到孩子戴其他国内支具心理压力较大,家长决定给孩子定制德国支具,提高孩子的穿戴舒适性和隐蔽性。经过数据扫描、测量、拍照,我们将孩子的各种数据(见图4-205)发给德国Weiss博士。经过Weiss博士诊断分析后,发给我们支具的模型文件(见图4-206)。我们通过数控铣床得到模型实物,最终制作出支具。同时教授施罗斯矫形体操。图4-207为孩子戴普通支具和Weiss博士所设计的支具的X线片对比照,胸弯由40°矫正到15°,矫正率为63%。图4-208为孩子戴支具后面观。

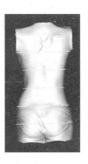

图 4-205　孩子身体三维扫描数据

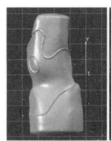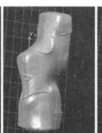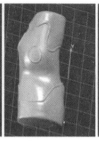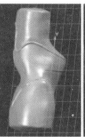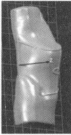

图 4-206 Weiss 博士设计的支具模型

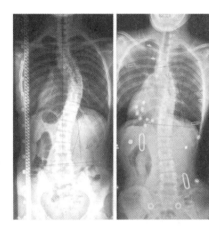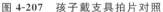 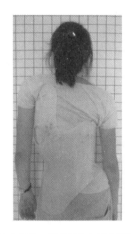

图 4-207 孩子戴支具拍片对照　　　图 4-208 孩子戴支具后面观

　　(11)杨某,女,2001 年生,2015 年发现脊柱侧弯呈 S 形弯曲,胸弯 36°,腰弯 40°(见图 4-209)。脊柱偏移到左侧,骨盆不水平,右髋高。经过德国专家诊断,决定先采取保守治疗,采用先进的 GBW 支具配合历史悠久的施罗斯矫形体操。图 4-210 为 Weiss 博士设计的支具模型。2016 年 6 月,孩子戴上支具,拍片检查上下各是 8°,中间家长和孩子配合非常好,每天坚持穿戴 22 小时,3 个月左右复查一次。之后,由于孩子发育,需要更换新支具。孩子脱支具拍片(见图 4-211)胸弯减少到 21°,腰弯减少到 20°。1 年后体表基本对称(见图 4-212),可以看到腰部三角从原来的大小不一恢复到对称。从片子可以看出,原来由于侧弯引起的骨盆不水平问题,通过腰弯的度数减少也明显改善。所以,大部分的骨盆问题都是侧弯引起的,侧弯改善,骨盆就水平。

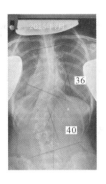

图 4-209　2015 年 7 月原始片

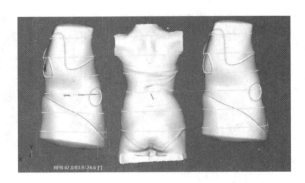

图 4-210　Weiss 博士设计的支具模型

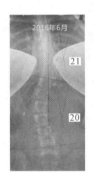

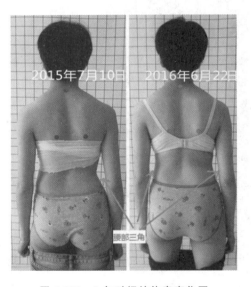

图 4-211　2016 年 7 月支具片　　　图 4-212　1 年时间的体表变化图

（12）周某，女，2003 年生，月经初潮 2014 年 5 月，骨龄 4 级。于 2016 年 2 月发现脊柱侧弯，主弯在腰部，脊柱整体偏左（见图 4-213）。由于孩子发育基本结束，矫正侧弯度数变得困难。矫正以改善脊柱偏移和体表对称度为主（见图 4-214）。

经过 1 年多的施罗斯矫形体系治疗（GBW 支具配合施罗斯体操）。脊柱偏移改善，度数减少，体表对称。复查后，建议孩子每天穿戴 16 小时，逐渐把支具穿戴时间减少到 0。

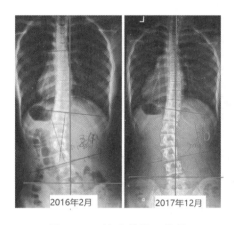

图 4-213　治疗前后 X 线片

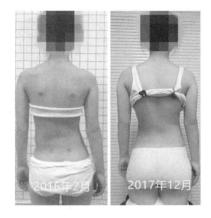

图 4-214　治疗前后体表变化图

（13）刘某，女，2002 年生，2016 年发现脊柱侧弯，胸腰部侧弯 18°（见图 4-215
左一）。脊柱整体偏左，考虑到孩子发育即将结束，脊柱偏移较多，如果不能恢复
脊柱力线，将来脊柱侧弯进一步加重的风险较高，我们决定给予支具矫形。

2016 年 10 月，戴德国 GBW 支具拍片，度数为－6°，过矫 6°。脊柱整体从中
线左侧移到右侧（见图 4-215 左二）。

由于孩子柔韧性好，脊柱过矫状态，每天只需要穿戴 10 个小时。

2017 年 10 月，脱支具一周拍片，度数为 5°左右，脊柱整体在中线上，无偏移
（见图 4-215 右一）。从一年前后的体表对比可以看出，恢复良好（见图 4-216）。

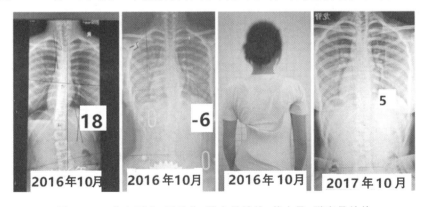

图 4-215　从左到右：原始片，戴支具拍片，戴支具，脱支具拍片

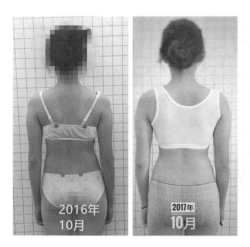

图 4-216　一年前后体表对比照图

（14）赵某，女，2004 年生，湖南人，近期发现脊柱侧弯 34°（见图 4-217）。家长带孩子到广州的工作室龙脊康定做了德国 GBW 支具，戴支具拍片 4°（见图 4-218），矫正率为 88%。

其间，给孩子教授德国施罗斯体操，改善肌肉力量，增强肺活量。

如果孩子能够很好配合，将来可以恢复到 15°以内，体表对称。

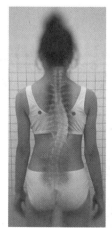

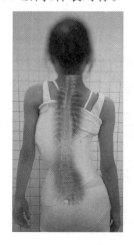

图 4-217　发现时，　　　　　　　　图 4-218　戴支具拍片，
　　　侧弯 34°　　　　　　　　　　　度数减少到 4°

（15）孙某，女，2004 年生，月经 1 年，骨龄 3 级。2017 年 9 月发现特发性脊柱侧弯（见图 4-219）。主弯在腰部，向左侧弯 26°，脊柱整体偏移到脊柱中线左侧。

　　我们在广州工作室龙脊康给孩子定制了德国 GBW 支具,戴支具拍片(见图 4-220),度数减少到—4°,矫正率 100%。脊柱侧弯整体偏移到中线右侧,为过矫状态,将来脱掉支具脊柱反弹到中线内。预计可以恢复到 10°以内。

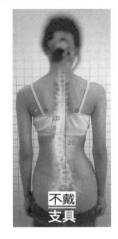

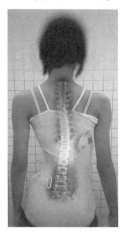

图 4-219　发现时的
脊柱状态

图 4-220　戴支具拍片,
脊柱侧弯被矫正的状态

　　(16)徐某,女,2002 年生,2016 年 5 月发现脊柱侧弯,胸腰段向右弯曲 43°。2017 年 11 月在我工作室制作德国 3D 扫描 GBW 支具后,穿戴支具拍片检查,矫正到 10°(见图 4-221)。矫正率为 77%,非常理想。

　　在此建议孩子和家长积极配合治疗,严格按照医嘱穿戴矫形器、练习体操,相信每一个孩子都将拥有美好的未来。

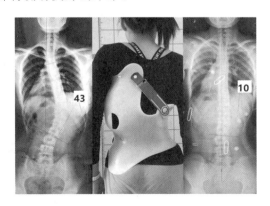

图 4-221　矫正效果

温馨提示：

● 发现脊柱侧弯及时治疗，抓住发育结束前仅有的时间。

● 选择具备资质的机构，采取有效的治疗。

（17）李某，男，2000年生，2016年发现脊柱侧弯，2016年7月来我工作室测量X线片，胸弯为28°，脊柱向右侧凸，弯腰检查可见右后背凸起。患者及家长决定佩戴德国GBW支具。佩戴支具后拍X线片检查，胸弯完全矫正为0°，矫正率100％。胸弯的顶椎位于身体中线左侧，在支具中脊柱为过枉矫正状态。日后结束支具矫正时，过枉矫正可减少脊柱向原侧弯状态的反弹。患者同时学习施罗斯矫形体操锻炼，配合支具矫正，3个月后复查。

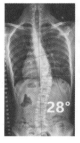 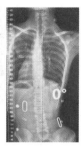 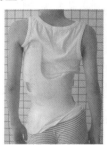

图 4-222　原始片　图 4-223　支具片　图 4-224　支具后面观

（18）彭某，女，2000年生，2015年发现脊柱侧弯，曾佩戴某单位的国产支具，因效果不佳家长放弃使用。来我们重庆工作室时，测量其X线片胸弯为22°，腰弯为34°，脊柱侧弯状态呈胸右腰左侧凸，弯腰检查可见腰部左侧明显凸起。该患者侧弯以腰弯为主要弯曲，Weiss博士为其设计的GBW支具比较短小，也以矫正腰弯为主。佩戴支具后拍X线片检查，胸弯矫正为8°，腰弯矫正为-5°，腰部主弯呈过枉矫正状态。该患者年龄偏大，但身体韧性较好，患者同时学习施罗斯矫形体操锻炼，配合支具矫正，我们嘱3个月后复查。

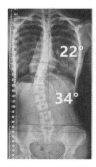 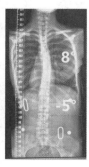 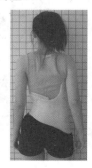

图 4-225　原始片　图 4-226　支具片　图 4-227　支具后面观

　　(19)王某,女,2002年生,2014年底发现脊柱侧弯,来我们重庆工作室测量,其X线片胸弯为17°,腰弯为29°,脊柱正位片显示以腰左侧凸为主弯。我们测量尺寸,用电脑扫描患者身体数据,Weiss博士为其设计以矫正腰弯为主的GBW支具,显得很短小。佩戴支具后拍X线片检查,胸弯矫正为4°,腰弯矫正为0°,观察腰椎的椎弓根投影可见腰部旋转也被同时矫正。患者同时学习施罗斯矫形体操锻炼,配合支具矫正,我们嘱3个月后复查。

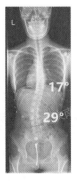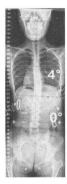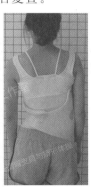

图4-228　原始片　图4-229　支具片　图4-230　支具后面观

　　(20)凌某,女,2003年生。家长于2016年10月发现脊柱侧弯,来我们重庆工作室测量,其X线片胸弯为12°,腰弯为24°,脊柱正位片显示腰左侧凸,骨盆右凸,弯腰检查左腰部凸起,腰椎旋转为5°。家长决定制作德国GBW支具,在我们重庆工作室测量尺寸,用电脑扫描患者身体数据,传给Weiss博士,设计为矫正腰弯为主的短小型支具。经西安加工中心制作出支具,为患者佩戴调试后拍X线片检查,腰部侧弯矫正为0°,整个脊柱竖直,从X线片上观察腰椎的椎弓根投影,可见旋转也被同时矫正。患者同时学习施罗斯矫形体操锻炼,配合支具矫正,我们嘱3个月后复查。

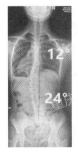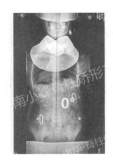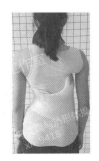

图4-231　原始片　图4-232　支具片　图4-233　支具后面观

（21）唐某，女，2002 年生，2015 年暑期发现脊柱侧弯，一直尝试其他保守治疗方法，效果不明显。2017 年 2 月来我北京工作室检查，测量 X 线片胸弯 36°，腰弯 20°，脊柱向右侧凸，弯腰检查可见右后背凸起，剃刀背较重，测量背部倾斜角为胸部 13°，腰部 3°。患者及家长决定定制 GBW 支具。佩戴支具后拍 X 线片检查，胸弯完全矫正为 0°，矫正率 100%，脊柱的胸段整体左侧倾斜，呈现出过柱矫正状态。日后结束支具矫正时，过柱矫正可减少脊柱向原侧弯状态的反弹。同时教授患者施罗斯矫形体操锻炼，配合支具矫正，3 个月后复查。

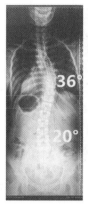 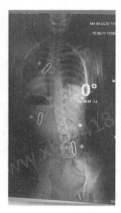 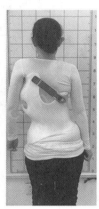

图 4-234　原始片　　图 4-235　支具片　　图 4-236　支具后面观

2017 年 5 月底来工作室复查，对穿戴支具 3 个月的效果进行评估。通过对比体表的变化，可看到患者后背比穿戴支具前变得平整，身体力线轻度过矫，两侧腰部曲线较之前更明显。通过 3 个月的体操锻炼，患者也能够很好地掌握"旋转呼吸控制"，为度数矫正和体表恢复打下基础。

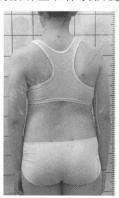 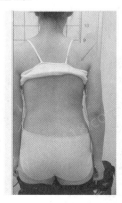

图 4-237　2017 年 2 月体表　　图 4-238　2017 年 5 月体表

（22）李某，2016 年 8 月发现脊柱侧弯，发现时腰弯 Cobb 角为 35°，随后于当年 10 月前往北京某医院治疗，佩戴该医院制作的传统色努支具。患者佩戴 4 个月后拍片复查，度数没有变化（见图 4-239）。该传统支具体积较大，胸口上方有压迫，影响呼吸，外观差，患者无法保障日常穿戴时间。

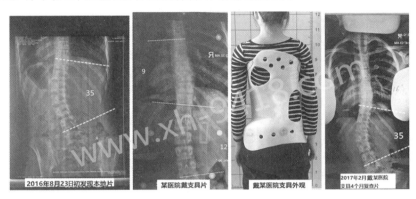

图 4-239　传统色努支具治疗

患者家长得知我工作室可定制德国 GBW 支具信息后，于 2017 年 3 月更换了新支具（见图 4-240）。患者佩戴德国 GBW 支具后的 X 线片显示，支具矫正效果明显，支具体积非常小巧，患者能够接受该支具，坚持进行穿戴，为取得良好的矫正效果奠定基础。

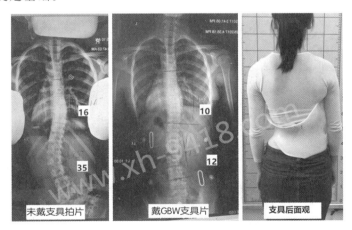

图 4-240　GBW 支具治疗

支具对比分析（见图 4-241）：图片左为德国 GBW 支具，中为某医院制作的传统色努支具。两个支具对比可见，德国 GBW 支具体积小巧，图示的实线箭头区域与患者 X 线片侧弯部位对应,压力点位置准确。某医院支具压力面积非常大,可见白色虚线箭头线指示,这么大的面积实际上超出了矫正力的需要,严重地压迫了肋骨,长期穿戴定会造成肋骨前凸变形,使侧弯的矫正和身体外观恢复更加困难。

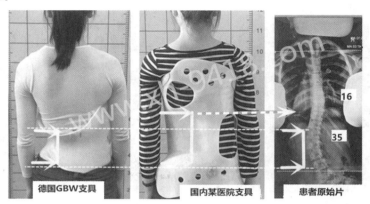

图 4-241　支具对比图

(23)王某,女孩,2003 年生,家长于 2016 年 7 月发现脊柱侧弯,到医院拍片后发现胸弯角度已有 50°,腰弯 21°。来我们工作室检查,发现骨盆向左偏移严重,脊柱力线失平衡;弯腰检查,椎体和胸廓旋转畸形导致剃刀背严重,旋转度已达 14°(见图 4-242)。家长立即定制了德国 GBW 支具进行矫正治疗。

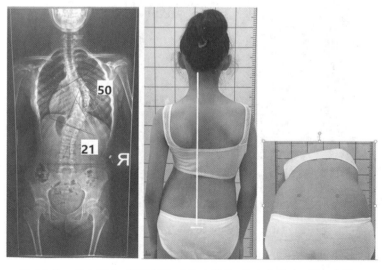

图 4-242　从左到右:发现侧弯时的 X 线片,站立位体表,剃刀背情况

　　2017 年 1 月患者佩戴德国 GBW 支具半年后拍片复查,X 线片显示胸弯已矫正到 39°,腰弯矫正到 17°,体表检查看到骨盆偏移减少,脊柱力线接近中心线,剃刀背的旋转角度为 8°(见图 4-243)。测量身高后对比发现,总身高和坐高增长都在 3cm 以上,建议患者更换新支具。新支具佩戴后矫正明显,支具片上测量胸弯 10°,腰弯 7°(见图 4-244)。

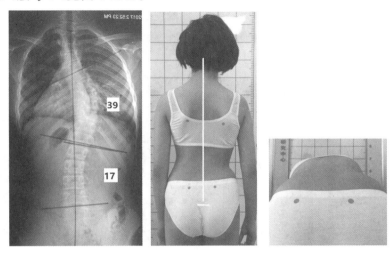

图 4-243　从左到右:首个支具半年复查 X 线片,复查时站立位体表,弯腰后体表

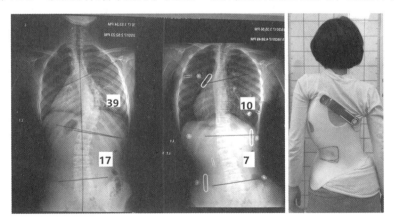

图 4-244　从左到右:首个支具半年复查 X 线片,新支具 X 线片,新换的支具

　　2017 年 6 月佩戴新的德国支具 3 个月后,来我们工作室复查,患者体表对称,弯腰检查,剃刀背已不明显。对患者练习施罗斯矫形体操的动作进行再次指导,嘱隔 3 个月后再拍 X 线片复查。

　　此病例对我们的提示：首先家长要尽早发现侧弯；其次要佩戴有效的支具，并配合针对性的矫形体操锻炼，矫正特发性脊柱侧弯是非常有效的。

　　(24)杨某，女，2002年生，2017年暑期发现脊柱侧弯，2017年10月专门来我工作室定制支具。X线片显示脊柱是C形的胸腰段右侧凸，骨龄4级，测量Cobb角为25°。弯腰检查可见右后背凸起，背部倾斜角为18°。检查后为孩子测量尺寸、扫描数据定制德国GBW支具。佩戴支具后拍X线片检查，侧弯矫正至8°，矫正率68%，压力点位置准确。支具定制过程中，为患者教授施罗斯矫形体操锻炼，配合支具矫正，嘱3个月后复查。

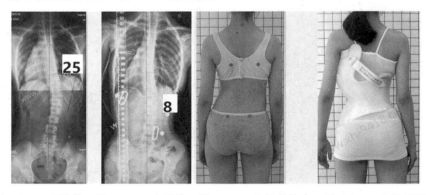

图4-245　原始片　图4-246　支具片　图4-247　支具前体表　图4-248　支具后面观

　　(25)陈某，女，2005年生，于2017年9月发现脊柱侧弯，家长随即在医生的推荐下选择了厂家，为孩子定制了支具。支具佩戴后拍片检查，仅有腰弯改善了10°多。家长看到效果不明显，在我工作室为孩子重新定制了德国GBW支具。

　　我们查看了患者带来的X线片，显示脊柱已经是明显的S形侧弯，呈现胸右凸、腰左凸，同时胸腰段的生理弯曲弧度变平。测量Cobb角为胸弯33°、腰弯40°。弯腰检查背部倾斜角为胸部11°、腰部7°。检查后测量尺寸、扫描数据定制德国GBW支具。佩戴支具后拍X线片检查，侧弯矫正至胸弯为8°、腰弯为－11°，压力点位置准确。支具定制过程中，为患者教授施罗斯矫形体操锻炼，配合支具矫正，嘱3个月后复查。

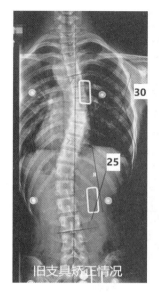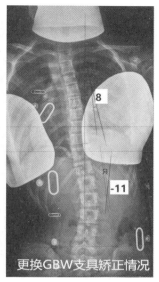

30

25

8

-11

旧支具矫正情况　　更换GBW支具矫正情况

图 4-249　旧支具与 GBW 支具矫正效果对比图

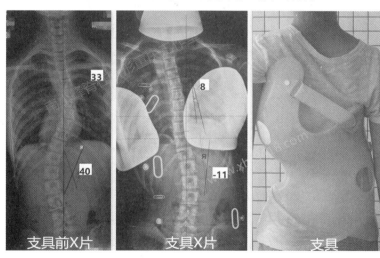

33

40

8

-11

支具前X片　　　支具X片　　　支具

图 4-250　原始片　　图 4-251　支具片　　图 4-252　支具后面观

（26）张某，女，2003 年生，2017 年暑假在我们工作室定制了德国 GBW 支具。2017 年 11 月来我工作室进行 3 个月后的复查，我们检查其体表在站立位时，左右侧腰部曲线对称，身体力线正直。剃刀背角度矫正情况经检查，结果为胸部的 15°降至 8°、腰部由 9°降至 5°，剃刀背的矫正接近一半。询问患者日常情况，能够保证支具的穿戴要求，嘱下次复查拍正位脊柱片检查。结合近期复查的多名患者情况来看,要取得良好的矫正效果,首先要保证支具穿戴的位置正确,其次保证穿戴时间足够,然后是穿戴后要拉紧带子到指定的位置(见图 4-233、图 4-254)。

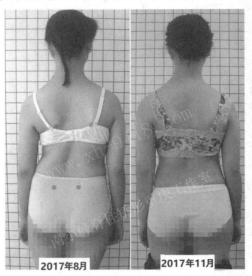

图 4-253　3 个月复查站立位体表对比图

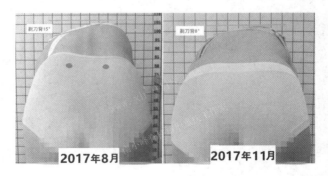

图 4-254　3 个月复查后屈位体表对比图

(27)廖某,女,2002 年生,2016 年 10 月定制了德国 GBW 脊柱侧弯支具,当时支具前的侧弯度数为胸弯 40°、腰弯 28°。经过 1 年多的 GBW 支具配合施罗斯矫形体操矫正,侧弯度数被减少至胸弯 24°、腰弯 22°。与患者首次接受支具矫正时的情况对比,目前的侧弯度数已明显减小,患者的身体外形呈轻度过矫状态。为了更进一步矫正脊柱侧弯,患者家长决定继续使用施罗斯矫形体系的 GBW 支具矫正,于 2018 年 2 月更换了新的支具后,拍支具片测量显示支具内胸弯为 18°、腰弯为 12°。此次更换的新支具将使患者的侧弯度数减小、侧弯曲线稳定、体表矫正至对称(见图 4-255—图 4-258)。

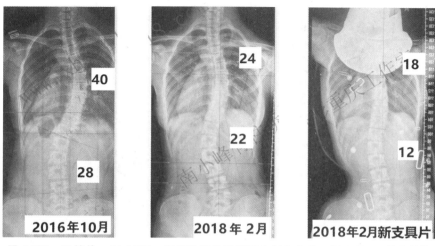

图 4-255　原始片　　图 4-256　经施罗斯体系矫正 1 年 3 个月　　图 4-257　新支具片

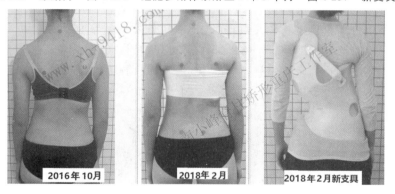

图 4-258　矫正 1 年 3 个月前后体表对比及新支具后面观

(28)刘某,女,2007 年生,2017 年年底家长注意到身体外形异常,随即拍脊柱 X 线片发现脊柱侧弯。测量其 X 线片胸弯为 70°,腰弯为 45°,脊柱侧弯状态呈胸右腰左的 S 形弯曲,并显示胸弯为主弯。弯腰检查剃刀背情况为:胸段旋转 19°,腰段旋转 10°。由于患者年龄正是生长发育高峰,虽然度数严重但不适合手术治疗,与家长沟通后决定应用支具矫正,在我工作室检查患者体表情况并扫描身体数据后,发给德国的 Weiss 博士并为其设计 GBW 支具。佩戴支具后拍 X 线片检查,胸弯矫正为 33°,腰弯矫正为 28°,主弯的顶椎椎体被矫正至身体中线,支具效果非常理想。患者同时学习施罗斯矫形体操锻炼,配合支具矫正,我们嘱 3 个月后复查(见图 4-259—图 4-261)。

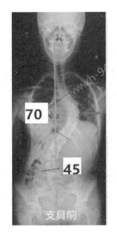
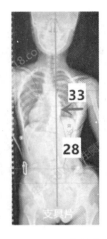
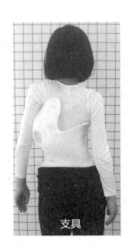

图 4-259　原始片　　　图 4-260　支具片　　　图 4-261　支具背面观

(29)甘某,女,2003 年生,2017 年暑假发现脊柱侧弯,于 2017 年 12 月找到我工作室,检查时其胸弯为 68°、腰弯为 38°,属于比较严重的脊柱侧弯情况。家长给孩子定制了德国 GBW 支具,同时学习了施罗斯矫形体操配合锻炼。2018 年 4 月已穿戴支具 3 个多月,来我工作室复查,经检查患者体表在站立位时对称,身体力线正直,骨盆呈现轻度过矫状态,身体原有的扭曲状态得到矫正,弯腰检查剃刀背改善非常明显(见图 4-262—图 4-264)。

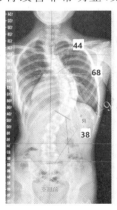

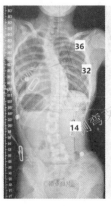
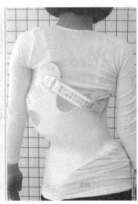

图 4-262　原始片　　　图 4-263　支具片　　　图 4-264　支具背面观

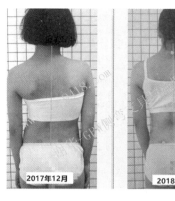
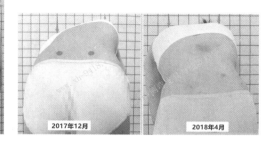

图 4-265　3 个月复查站立位体表对比图　　　　图 4-266　3 个月复查后屈位体表对比图

四、3D 打印脊柱侧弯支具矫形案例

(一)3D 打印脊柱侧弯支具

1. 3D 扫描及计算机辅助设计在脊柱侧弯支具中的应用

脊柱侧弯是一种脊柱的三维畸形,正常人的脊柱从后面看应该是一条直线,并且躯干两侧对称。如果从正面看有双肩不等高或后面看到有后背左右不平,就应怀疑是"脊柱侧弯"(见图 4-267)。

正常脊柱　　　　　脊柱侧弯

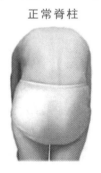
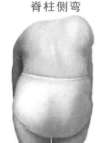

图 4-267　正常脊柱与侧弯对比图

脊柱侧弯按照病因可分为非结构性侧弯和结构性侧弯。非结构性侧弯通常是由某些原因引起的暂时性侧弯,如姿势性侧弯、双下肢不等长等引起,一旦原因去除,即可恢复正常。而结构性侧弯则包括先天性脊柱侧弯、特发性脊柱侧弯等。其中特发性脊柱侧弯最为常见,占结构性侧弯总数的 75%—85%,目前发病的原因不清楚。在青少年中较为常见。

　　青少年的特发性脊柱侧弯是一种严重影响患者身体正常发育的疾病,通常会随着生长发育而持续加重,严重者导致胸廓变形,影响心肺功能,甚至累及脊髓,造成瘫痪。轻度的脊柱侧弯自身没有不适感,加之衣服的掩盖,身体外形也不容易看出异样。而当侧弯病情被发现时,往往侧弯度数都已加重。目前针对的治疗方法主要是手术和保守治疗。手术的创伤大、风险高、费用高,大多青少年达不到手术的指征,也不愿采用手术治疗。因此保守治疗就成为患者的首选。

　　保守治疗包括矫形体操和支具等,但主要方式还是依靠支具矫形(见图 4-268)。

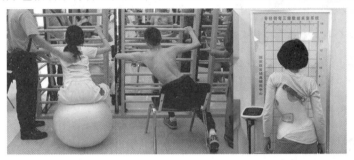

图 4-268　保守治疗

　　以往脊柱侧弯矫形器的制作方法通常是采用石膏绷带在患者躯干上取出模型,然后利用石膏技术制作模型,最后得到塑料支具(见图 4-269)。过程复杂,取型过程时间长,通常需要患者维持一个固定姿势大概 20 分钟;石膏浆会沾到患者身上,结束后还要清理;患者的不适感极强。依靠技师通过手工修整填补石膏来得到矫形器的模型。最后使用聚丙烯等材料在石膏模型上通过热塑成型得到最终的矫形器。

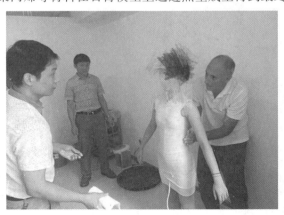

图 4-269　传统石膏取型

　　随着 3D 扫描技术的逐渐成熟,采用 3D 扫描取型的方法在脊柱侧弯矫形器的应用中也越来越广泛。首先 3D 扫描的精度高、时间短,整个过程不足 1 分钟,且整个过程患者无不适感(见图 4-270)。

　　——患者站在自动旋转盘上,旋转一圈即可扫描完毕。

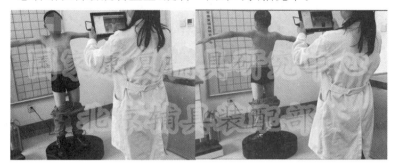

图 4-270　3D 扫描取型

　　扫描完毕后,通过计算机辅助设计技术在电脑上对扫描得到的模型进行处理(见图 4-271)。

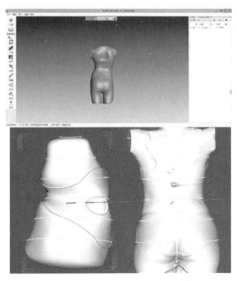

图 4-271　模型的计算机辅助处理

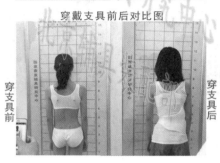

图4-272　穿戴支具前后 X 线片及体表对比图

处理完成后的模型数据发送到数控机床铣出模型并通过真空成型制作出来，使得最终的支具矫正效果更好、更加小巧、轻便、透气（见图 4-272）。

2. 如何用 3D 打印技术制作脊柱侧弯支具

提示：以下文字来自百度百科。

3D 打印（3DP）即快速成型技术的一种，它是一种以数字模型文件为基础，运用粉末状金属或塑料等可黏合材料，通过逐层打印的方式来构造物体的技术。

3D 打印通常是采用数字技术材料打印机来实现的。常在模具制造、工业设计等领域被用于制造模型，后逐渐用于一些产品的直接制造，已经有使用这种技术打印而成的零部件。该技术在珠宝、鞋类、工业设计、建筑、工程和施工（AEC）、汽车、航空航天、牙科和医疗产业、教育、地理信息系统、土木工程、枪支以及其他领域都有所应用。

脊柱侧弯支具制作比较复杂，传统的工艺必须由有经验的技师逐个定制，工艺顺序为：石膏绷带取模型—石膏阳型修改—支具成型—支具试样和拍片—完成支具。石膏技术精确性较差，矫形力度和位置完全依靠技师的经验。成品透气性不好，孩子一般较难配合治疗。

如何通过 3D 打印技术制作脊柱侧弯支具呢？首先要建立数字化支具模型。我们采用手持式 3D 扫描仪扫描孩子身体，如图 4-273－图 4-277。

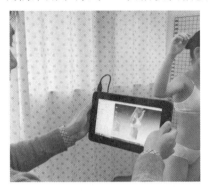
图 4-273　3D 扫描仪扫描患者身体数据

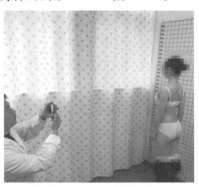
图 4-274　身体拍照，资料留存

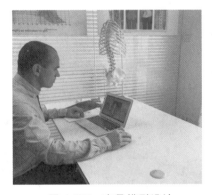
图 4-275　支具模型设计

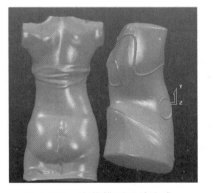
图 4-276　支具模型设计完成

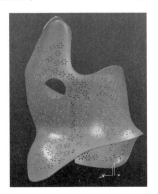
图 4-277　3D 打印模型设计完成

经过一系列的数据处理,得到可以打印的数字模型,通过大型打印机打印。大约连续 48 小时,一个可以穿戴的 3D 打印脊柱侧弯支具就完成了。

相比传统工艺制作的支具来说,3D 打印支具更加透气、隐蔽、小巧,孩子愿意配合治疗,最后的矫形效果得到保证。

3. 不同的脊柱侧弯曲线,用不同的 3D 打印支具

特发性脊柱侧弯好发于青春期的女孩,目前病因不明,只能治疗,不能预防。治疗方法根据不同的侧弯程度,分为体操矫形、支具矫形、手术三种。

根据不同的侧弯位置,可以分出很多类型。我们看一下目前最严谨的德国施罗斯分型,如图 4-278,分出了 7 种不同的侧弯曲线,不同的曲线使用不同的支具进行矫正。

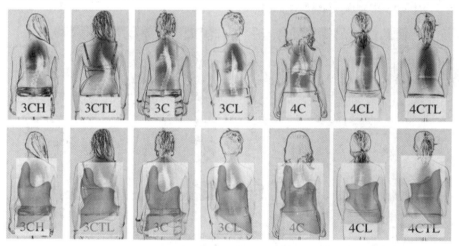

Lehnert-Schroth augmented classification:

From left to right: 3CH (3-curve with hip prominence), 3CTL (3-curve with hip prominence thoracolumbar), 3C (3-curve balanced), 3CL (3-curve with long lumbar countercurve), 4C (4-curve double), 4CL (4-curve single lumbar) and 4CTL (4-curve single thoracolumbar).

图 4-278　德国施罗斯分型

基于此,每个孩子的矫形支具必须定制,使用个性化单件生产的 3D 打印技术是最好了。而且,该技术可以任意更改支具的厚度、花型,可以使支具更加透气、小巧、时尚,孩子们更加愿意配合治疗。如图 4-279 所示,我们可以看到打印好的支具。

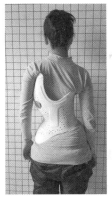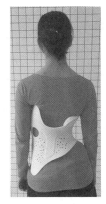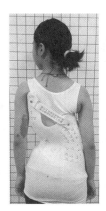

图 4-279 单件生产的 3D 打印支具

（二）一例 3D 打印脊柱侧弯支具的矫形结果报告

由我工作室和德国 Weiss 博士研究的 3D 打印脊柱侧弯支具，图 4-280 为孩子穿戴支具后的照片，图 4-281 为戴支具和不戴支具的对比图。详细报道可以看凤凰网（见图 4-282）。孩子已经穿戴了半年多，由于孩子处于发育高峰期，身体发育，支具偏小（见图 4-283），需要制作新支具。

通过对比两次的拍片结果，侧弯度数减少明显（见图 4-284），从原来的胸、腰各 25°左右恢复到各 15°左右。

孩子自己说："穿戴这个支具，夏天在教室里不那么热了；而且支具重量轻，又很美观、时尚。"这样，孩子戴支具的心理压力就没有那么大了，更加愿意配合治疗，从而减少脊柱侧弯度数的概率提高了。

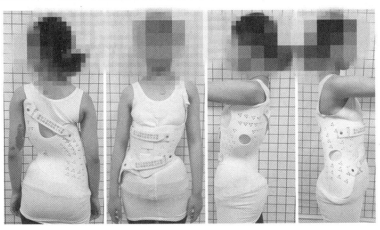

图 4-280 戴支具后的照片

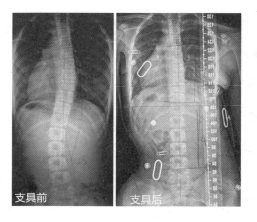

图 4-281　戴支具前后的 X 线片对比图

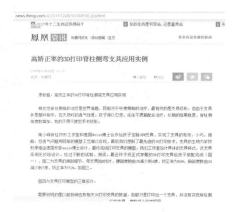

图 4-282　凤凰网报道

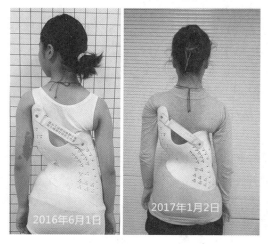

图 4-283　半年左右穿支具情况对比

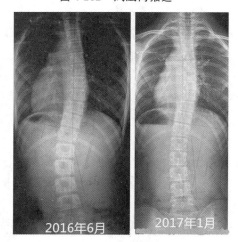

图 4-284　半年复查度数减少

南小峰讲解 3D 打印脊柱侧弯支具见：

http://v.youku.com/v_show/id_XMjQ5NzI2NTU0NA==.html#paction

 附

1. 脊柱侧弯矫形支具即将开启智能时代

佩戴支具矫正脊柱侧弯被证明是成功的。支具矫正是通过拉紧搭扣带增加给身体的矫正力，但是在不同的位置施加了多大的压力却仍然是未知的、凭经验的,由医生或矫形师用手工来检测,或者凭借 er 维的 X 片图像。为了明确患者身上主要压力点的平均压力值,曾有研究者使用了一种便携式电子压力传感器测试系统,接受测量检查的共有 51 名戴支具的患者,其中 9 名儿童(平均 8.6 岁)、36 名青少年(平均 14.9 岁)和 6 名成年人(平均 37.3 岁),研究结论认为:戴支具矫形时收紧搭扣带与旋转和支具 X 线片上的矫正相关,逐渐收紧搭扣带会得到更多的矫正。研究者认为,每天收紧 0.5mm 所产生的压力是适当的,必须建立对侧弯支具的压力控制,以便更精确地调整支具。

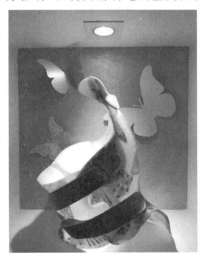

德国 GBW 支具

参考此研究成果,我们清楚了针对侧弯矫正时,身体应该承受多大的压力是合适的;要求患者拉紧搭扣带逐渐收紧也是对矫正有积极作用的。

我们工作室目前正在积极地研究开发相关的检测仪器,让支具的适配调整更加准确和有效。这出于两方面的考虑:一是可以精确控制矫正力;二是通过智能设备与手机连接,定期将数据上传到云存储,我们工作室就可以实时监控孩子的穿戴情况、穿戴的力度和穿戴的时间。

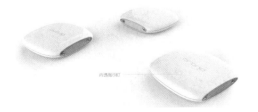

智能检测设备,和支具一同使用

2. 仅仅依靠支具就可以矫正脊柱侧弯吗

特发性脊柱侧弯的保守治疗,最有效的方法是使用 GBW 支具和做施罗斯矫形体操。

对于骨龄 3 级以内的孩子,仅依靠支具就可以减少侧弯度数,这是因为,孩子的骨骼在发育高峰期,脊柱会顺着支具矫正位生长,从而把侧弯矫正。

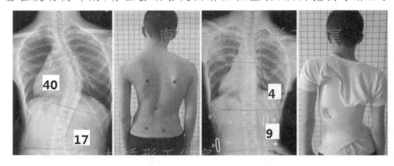

孩子戴上 GBW 支具后的状态

对于骨龄超过 3 级的孩子,脊柱发育快结束,支具强行把脊柱推直,但在推直脊柱的同时,脊柱两侧的肌肉却持续萎缩。当孩子脱掉支具后,脊柱又回到侧弯的位置,并不能减少脊柱侧弯的度数。

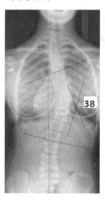

脊柱侧弯

如何解决这个矛盾?唯一的解决方法,就是在穿戴支具的同时,每天必须进行施罗斯矫形体操的训练,这种体操是用患者自身的肌肉将脊柱推直。长久的练习,会增强肌肉力量,侧弯也被肌肉控制在好的位置。这样,当患者脱掉支具后,脊柱还能保持相对直的状态。

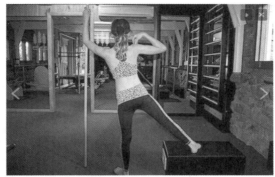

Thoracic Spine Correction *Item 1 of 16*

施罗斯体操

3. 应用计算机来辅助设计 GBW 支具

导读：

● 计算机辅助设计（CAD）只是工具。

● 支具治疗的决定因素还是支具师的经验和设计方案、矫形体系。

青少年的特发性脊柱侧弯是一种严重影响患者身体正常发育的疾病，通常都会随着生长发育而持续加重，严重者导致胸廓变形，影响心肺功能，甚至出现神经压迫症状导致瘫痪。中轻度的侧弯通常患者自身没有什么不适感，由于穿着衣服的掩盖，身体外形也不容易看出异样，因而脊柱侧弯患者被发现病情时，往往情况已经比较严重，侧弯度数较大。目前针对的治疗方法主要是外科手术和支具矫形，外科手术创伤大、风险高、费用高，大多青少年达不到手术的指征，也不愿进行。因此支具矫形就成为患者的首选。

传统的侧弯支具有色努式、波士顿式、密尔沃基式、大阪医大式等，在矫正效果、佩戴外观、对身体发育影响等方面都有不足，只是简单地应用三点力系统，缺乏完善的矫形体系，支具制作技术带有明显的手工业特点，特别是支具模型制作过程中的独一性和不可复制性。

Weiss 博士作为施罗斯体操保守治疗脊柱侧弯疗法的第三代传承人，不仅对传统的施罗斯方法进行了动作精简，创立了脊柱侧弯最佳实践疗法（Schroth Best Practice Program）的施罗斯矫形体操，还运用计算机辅助设计及制造（CAD/CAM）技术，创立了穿着隐秘，矫形效果显著的 GBW（Gensingen Brace Weiss）支具，这种支具的设计制作过程与传统方法有着巨大的差别。设计的第一步是使用最先进的手持式 3D 扫描仪器，对患者的身体进行扫描，在计算机中重建患者身体模型,扫描过程简单快速,不直接接触患者身体。接下来是支具制作中最关键的步骤——支具 3D 设计,运用专业 CAD 修型软件对重建的患者身体模型进行修改,施加矫正力,设计释放空间。在 CAD 软件中,可以准确地用数据来控制矫正力的面积和强度,可视化地对比修型前后的变化,可多次修改找到最佳设计,这些在传统的手工支具制作过程中是无法实现的。我们还可以把患者的 X 线片叠加到身体模型上,准确地定位矫正力点,这些都使得支具的矫形设计更加精确,从而保证矫形效果。

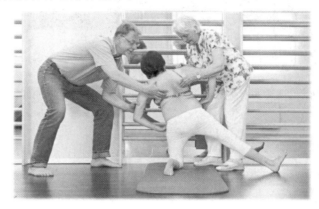

Weiss 博士和母亲给重度脊柱侧弯患者做治疗

GBW 支具应用了计算机辅助设计及制造(CAD/CAM)技术,使用计算机和先进的扫描仪器作为工具,但是如果仅拥有高科技先进的设备、工具,不具备长期的专业临床积累,没有完善的矫形体系,仍然不能为患者带来理想的矫形效果。

Weiss 博士把 GBW 支具矫形与脊柱侧弯最佳实践疗法(Schroth Best Practice Program)的施罗斯矫形体操相结合,一方面用 GBW 支具来引导身体修正运动,身体置于过度矫正姿势下,这个姿势与患者的病理弯曲相反,有效地减轻脊柱侧弯,改变其他不良姿势;另一方面,教授患者掌握施罗斯矫形体操锻炼的方法,每日坚持锻炼,使侧弯凹侧肌肉韧带得到拉伸,脊柱韧性增加,身体在支具内更容易被矫正。施罗斯矫形体操的锻炼,可以减少由于长期佩戴支具造成的躯干肌力减退等不利因素,同时这种体操是针对性的矫形锻炼,让已发生侧弯的脊柱在矫正位的肌力得到强化,从而稳定脊柱矫正的效果。

正是由于运用了这套有效且完善的体系,GBW 支具和施罗斯侧弯体操目前已在世界十几个国家得到推广应用,并被效仿且出现了多类型的模仿支具,但正规取得认证的机构,国内目前仅有在北京、西安、重庆、杭州、广州、武汉设立的工作室专注于应用推广。

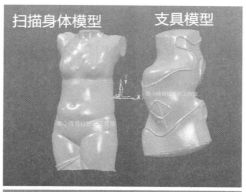

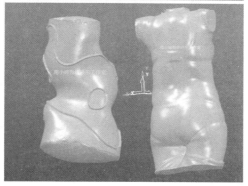

计算机辅助设计脊柱侧弯支具模型

第五章　体操矫形脊柱侧弯及相关锻炼方法

脊柱侧弯后,家长对孩子的锻炼有两种极端看法:一种是想通过锻炼来矫正侧弯,每天游泳 1000m,仰卧起坐 200 个……锻炼强度非常大;另一种是让孩子基本不参加体育活动,体育课也不上。今天,就脊柱侧弯孩子怎么锻炼和做什么体操来详细说明一下,希望可以给各位家长一些帮助和启示。

一般地,我们将孩子的运动分为四种:(1)孩子的正常活动,比如打篮球、跑步、打羽毛球等。这些和正常孩子一样,不用限制。但高对抗和高负重的运动不要做,比如举重、对抗踢足球等;(2)针对脊柱侧弯小孩,柔韧性越好,侧弯越容易矫形。脊柱侧弯会使胸廓变形,导致孩子的肺功能下降。为了提高身体的柔韧性和肺活量,需要多进行游泳、吹气球等活动;(3)要加强脊柱侧弯小孩的脊柱肌力,原因有两个:第一,戴支具会导致肌肉萎缩,因此要锻炼腰背肌,这能减少支具不良影响;第二,肌力越好,对脊柱的控制力越强,最终卸掉支具时,侧弯的反弹会越少;(4)进行体操矫形,这也是最难的,需要支具师和矫形师共同针对每个孩子进行设计,平衡背部肌力,通过各种动作矫正脊柱侧弯,包括矢状面的平背等畸形。

脊柱侧弯孩子的日常体育锻炼很重要,我们主张一定要让孩子尽量参与各种活动,不要做过多的限制。但运动医学研究发现,部分球类运动项目,如网球、羽毛球、乒乓球等,主要是动员一侧的肌群来参与运动,长期容易造成一侧的肌肉明显比对侧发达,甚至可能造成两侧的骨骼发育不均衡,严重的话还会导致脊柱侧弯。因此,如果长期进行这种一侧肢体为主的运动项目,就需要多注意锻炼另一侧的肢体,以保证两侧肢体的均衡发展。

所以,已经脊柱侧弯的孩子尤其要注意多做两侧均衡用力的运动,比如游泳、跑步等。下面就对各种锻炼进行分类。

一、矫形体操

（一）德国施罗斯矫形体操

施罗斯脊柱侧弯矫形体操是由德国最著名的理疗康复专家 Katharina Schroth 女士发明的，该方法创立于 1921 年，解决了大 Cobb 角度的脊柱侧弯如何进行保守治疗的问题。Katharina Schroth 女士也是脊柱侧弯患者，由于当时无法进行脊柱侧弯的手术治疗，在求医无门的情况下，为了对自身的脊柱侧弯进行治疗，她经过多年的自我训练，总结出了一套脊柱侧弯保守治疗的方法，建立了德国到目前为止广受好评的黄金康复标准体系，这个体系在欧洲康复界有着极高的地位。

即使是今天，非常严重的脊柱侧弯（Cobb 角度超过 50°）在中国仍然被认为是无药可救的。这意味着，当前的任何医学方法都无法对这个问题提供一个比较理想的解决方案，最终的结果一般只有采用手术的治疗方法。但是这种做法常常会面临一个困境，那就是患者经常是那些年龄很小

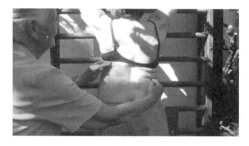

图 5-1　Weiss 博士的母亲在给患者治疗

的群体。手术治疗常常会牵涉很多复杂的问题，哪怕是那些手术记录非常成功的令人非常难以置信的案例也同样如此。放眼世界，能够对非常严重的脊柱侧弯进行非手术的物理康复治疗的最有效和最理想的方法，首推 Schroth Method（施罗斯矫形体操）。

施罗斯体操非常适合治疗严重脊柱侧弯，可以帮助患者维持度数，减少症状。施罗斯体操的发明人自己就患有脊柱侧弯，没有进行手术，而是通过自创的方法改善体表外观，维持度数。具体可以到施罗斯的英文网站了解。（网址：http://www.schrothmethod.com）图 5-1 是 Weiss 博士的母亲在给患者治疗。

德国施罗斯矫形体操被引进国内已经有两年左右时间了，我们教过的人包括青少年、成年人、老年人。从复查的情况看，学会体操并不难，难的是做得到位、精准。只有做得到位、精准，才能起到很好的作用。

笔者发现,大家在练习体操时普遍比较轻松,并不是很累,这说明每天1小时的练习流于形式,实际作用并不大。如何才能做得更好呢?关键是在学会的基础上,吹气时脊柱的所有肌肉要收缩,参与吹气的过程。这点很重要,并不只是摆个姿势那么简单。如图5-2所示,在做具体体操动作时,脊柱非常直,两侧的肌肉绷紧、鼓起,将脊柱控制在很好的位置。

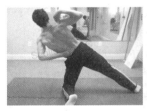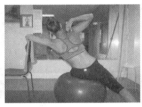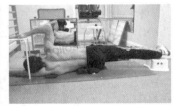

图5-2　做操时需控制好脊柱的位置

　　提示:德国施罗斯脊柱侧弯矫形体操是根据不同的侧弯曲线采用不同的动作,如要学习请上官网联系,就近学习(网址:www. schrothbestpractice. net)。

德国百年施罗斯体操矫形脊柱侧弯视频网址:

http://blog. sina. com. cn/s/blog_63811b6e0102v5b8. html

http://blog. sina. com. cn/s/blog_63811b6e0102v5d7. html

德国施罗斯矫形体操中文版网址:

http://v. youku. com/v_show/id_XMTUyNTI0NDU0NA==. html? from=y1.7-2

(二)胸右腰左 S 形脊柱侧弯锻炼方法

　　脊柱侧弯矫形方法很多,目前最有效的还是支具和矫形体操。现介绍一个非常有效的矫形动作,对于各种侧弯类型均适用。如图5-3所示,孩子取左侧位躺下(本文以最常见的胸右腰左侧弯为例,反弯的孩子侧向右边),头枕于左胳膊上,右手扶肩(抗胸椎旋转),左侧腰部垫上垫子矫形腰弯。左腿屈髋屈膝90°,右腿与身体平行放置在小凳上。腰部可以拉牵引带也可以不用。准备好姿势后,头向上顶,同时脚后跟向下蹬,主动牵引脊柱,每天练习15分钟。需要说明的是,腰椎侧弯度数大的孩子,腰垫相应地也要垫得高一些,右手插于髋部,单胸弯曲的腰垫要略低一些。

胸右腰左 S 形矫形操视频网址为:http://blog. sina. com. cn/s/blog_63811b6e0101r47a. html

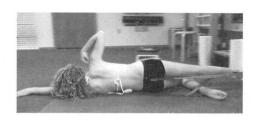

图 5-3　胸右腰左侧弯的矫形动作

（三）侧移运动和提拉运动

1. 侧移运动

侧移运动最早由 Mehta 提出，是指躯干向弯曲凹陷部位侧向位移。在采取侧移站立位时，通过减轻或逆转下终椎的侧向倾斜，从而矫正弯曲（见图 5-4）。患者被指示反复使躯干向弯曲凹陷侧偏移，并在采取站立位时保持该侧移姿势 10 秒钟，在采取坐立位时保持侧移姿势不动。

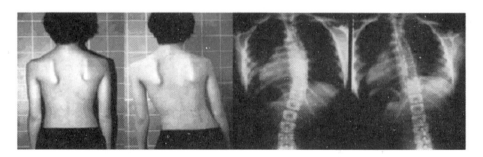

图 5-4　正常站立位、侧移站立位及对应 X 线片

图 5-4 中，患者分别采取正常站立位和侧移站立位。在侧移站立位时，下终椎侧向倾斜发生逆转，从而矫正弯曲。

若 C7 铅垂线在骶骨高度偏向弯曲凸侧，则进行较大幅度的侧移；若 C7 铅垂线在骶骨高度偏向弯曲凹陷侧，则进行较小幅度的侧移。对于双主弯，则治疗须针对较大的弯曲。

2. 提拉运动

对于腰弯或胸腰弯曲的矫正，建议进行提拉运动。患者被指示在保持髋关节和膝关节伸直时，提起位于弯曲凸侧的脚跟，并保持该姿势 10 秒钟。在保持提拉姿势时，弯曲凸侧的骨盆升高，导致下终椎侧向倾斜降低或逆转，从而矫正弯曲。

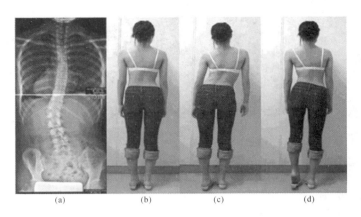

图 5-5　提拉运动

如图 5-5 所示,对于腰弯(a)或胸腰弯曲(b)的矫正,建议采用侧移运动(c)或提拉运动(d)。

3. 提拉—侧移运动

对于双主弯的矫正,建议采用提拉—侧移运动。患者被指示提起位于下弯凸侧的脚跟(提拉运动),并利用手臂保持下弯稳定,同时将躯干移向上弯凹陷侧(见图 5-6)。

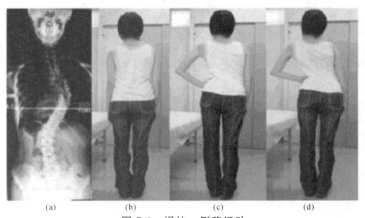

图 5-6　提拉—侧移运动

侧移运动和提拉运动是治疗特发性脊柱侧弯的有效方式。

(四)施罗斯体操练得好,脊柱侧弯度数减得快

德国施罗斯体操被研究了近百年,是三代人不懈努力的结晶。可以在脊柱

侧弯保守治疗中起到非常好的作用,一是可以改善脊柱柔韧性,提高支具的矫正率;二是改善孩子的肺活量,提高肌肉力量,改善由于侧弯引起的脊柱两侧肌肉的长短强弱不均衡。最终在脱掉支具时,减少度数的反弹。

我们以实际案例来看。

赵某,女,2004年生,2016年7月发现脊柱侧弯(当时月经半年左右),胸弯35°,脊柱整体偏右。经过1年的施罗斯矫形体系的治疗(该体系包括德国GBW支具和施罗斯体操),最近脱掉支具拍片,胸弯减少到18°,腰弯维持。体表对称,力线稳定(见图5-7)。

这个孩子为什么改善得非常明显?一是由于她还在发育期;二是她很好地进行了体操练习,非常到位(见图5-8—图5-11)。

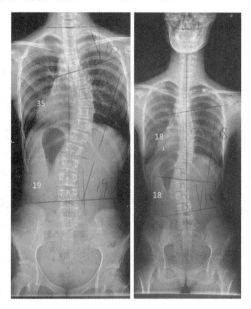

图 5-7　从左到右:2016 年胸弯 35°
2017 年胸弯减少到 18°

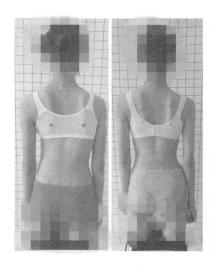

图 5-8　站立位:脊柱偏移改善,力线很正

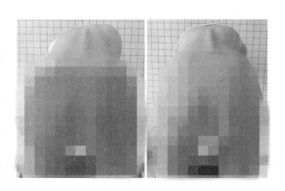

图 5-9　弯腰 90°观察,剃刀背从一年前的 11° 减少到 4°,5°以内为正常

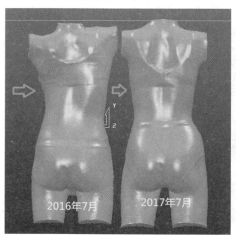

图 5-10　三维模型对比:可以看出,1 年后原来凹陷的位置明显对称(箭头)

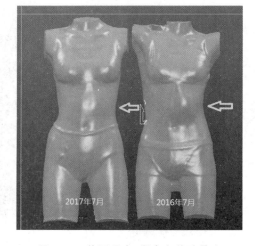

图 5-11　前面观察:原来左前肋骨突出位置也有很大改善

具体视频网址:http://v. youku. com/v_show/id_XMjg3NDE5ODMwNA==. html?spm=a2h0k. 8191407. 0. 0&from=s1.8-1-1. 2

(五)施罗斯体操练习 2 月,体表恢复对称的病例报道

刘某,女,2004 年生,侧弯伴随腰部疼痛,数月前做小手术消除疼痛病因,但

脊柱仍有侧弯情况。于 2017 年 6 月来我工作室学习施罗斯矫形体操。该患者胸弯明显,骨盆偏向身体左侧,Cobb 角为 25°,剃刀背旋转度为胸部 2°、腰部 13°,骨龄 2 级。患者在我工作室学习完整的施罗斯矫形体操后,坚持在家中练习,于 2017 年 8 月中旬再次拍片复查,侧弯角度降为 10°,站立位体表基本对称(见图 5-12-图 5-13)。

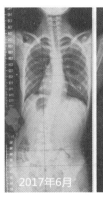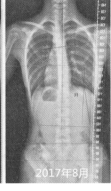

图 5-12　X 线片对比图

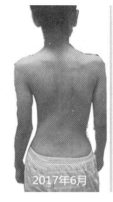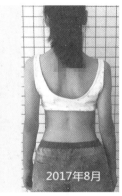

图 5-13　体表对比图

短期练习施罗斯体操取得明显效果,综合分析该患者的情况来看,与自身病情恢复及体操的认真锻炼密切相关。

(六)施罗斯体操与其他锻炼的区别

出现侧弯后,不论是医生还是支具师,都会推荐患者做一些锻炼,希望能够提升身体体质,改善患者的侧弯。施罗斯矫形体操是一套比较完善的,且经过验证的有效锻炼方法,相比常规的一些锻炼有着明显的优势,其核心就是将我们已经弯曲的脊柱,置于矫正位置再强化肌肉力量。我们制作了一个对比详细的图(见图 5-14),从中可以体现与其他锻炼方法的区别。

施罗斯体操和几种常见锻炼方法对比				
	施罗斯体操	吊单杠	燕子飞	游泳
脊柱侧弯的状态	最直	相对拉直	没有变化	脊柱侧弯由于不受重力会略直
凹侧肌肉状态	被拉长，变强	被拉长，无收缩	被缩短，变强	长短维持，变强
凸侧肌肉状态	被缩短，变强	被缩短，无收缩	被缩短，变强	长短维持，变强
主动	孩子主动收缩所有肌肉	没有主动运动	孩子主动收缩背部肌肉	孩子主动收缩肌肉
被动	没有被动力量	脊柱被动拉直	没有被动力量	没有被动力量
椎体旋转矫正	旋转呼吸法（改善剃刀背）	没有去旋转	没有去旋转	强力的吸气到凸侧，有旋转度增加的风险
肺活量改善	可以改善肺活量	不能改善	不能改善	可以改善
肌肉收缩后的脊柱侧弯状态	肌肉收缩推动脊柱变得更直	没有作用	肌肉收缩后脊柱有可能更弯	不会有大的变化

图 5-14　施罗斯体操和几种常见锻炼方法对比

相关视频网址:http://v.youku.com/v_show/id_XMzE3MDY2ODY2NA＝＝.html?spm＝a2hzp.8253869.0.0

二、腰背肌锻炼

穿戴支具矫正脊柱侧弯会有不良影响,比如肌肉萎缩、关节僵硬等,所以必须锻炼腰背肌,很多孩子通过做仰卧起坐、吊单杠、燕飞等进行锻炼。在这里,主要强调三个动作,分别用于锻炼腹肌、背肌和协调背部肌力。

如图5-15所示,孩子采取仰卧位,双手抱于胸前,双腿同时抬高到45°,停留3秒钟,再缓慢放下。主要锻炼腹肌,代替仰卧起坐,每天20次左右。

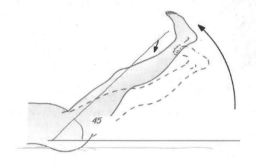

图 5-15　直腿抬高

如图5-16所示,孩子采取俯卧位,双手向后交叉,家长压住孩子双腿,孩子的头颈胸同时离开床面,切记头不要使劲向后,主要是胸部离开床,如果是右单胸弯,可以在起来后向右弯曲一点。

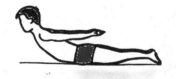

图 5-16　燕飞

如图5-17所示,孩子单手单腿支撑,左手右腿同时抬平,一侧做完再换另一侧,交叉锻炼。同样要停留3秒钟,慢起慢放。此动作有助于协调背部肌力。脊柱侧弯后,凸侧和凹侧的肌力不均衡,通过这个动作,可以使两侧的肌肉力量平衡。

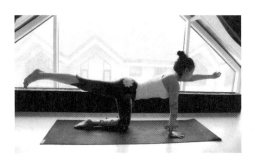

图 5-17　单腿单手支撑

腰背肌锻炼相关视频网址:http://blog.sina.com.cn/s/blog_63811b6e0101tt2g.html

三、游泳

游泳是能够对人体的组织器官产生全方位刺激作用的万能锻炼方法,具有全身性保健作用,能够有效改善心血管系统和呼吸系统功能。游泳不仅是锻炼身体的实用方法,同时也是脊柱侧弯保守治疗体系中有效的锻炼方法。

通过游泳可以减轻脊柱的负荷,在水中可以有效减轻体重,在温暖的水中能放松脊柱凸侧被拉长的肌肉,同时改善软骨组织和骨结构的血液供应。水的阻力还可以提高孩子肌肉的耐力和灵活性,可以建立胳膊、腿部、脊柱的整体平衡。但是,游泳并不能矫正脊柱侧弯,必须在保证支具穿戴时间的前提下进行游泳锻炼。游泳对脊柱和腰背肌很有好处,可以有目的地进行潜泳,提高肺活量,泳姿不限。

游泳训练视频网址:http://blog.sina.com.cn/s/blog_63811b6e0101t1sb.html

四、肺活量与呼吸训练

脊柱侧弯发生后,往往伴随着胸廓变形,肺活量减小。侧弯度数越大越明显,有的甚至影响睡眠。如图 5-18 所示,这是一名患者的自述。

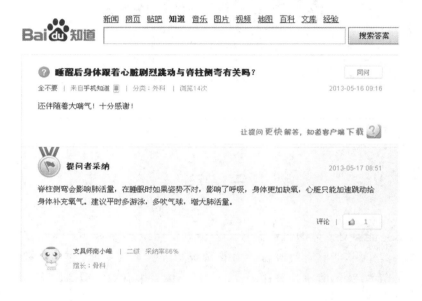

图 5-18 患者自述

以下文字来自百度百科。

肺活量是指在不限时间的情况下,一次最大吸气后再尽最大能力所呼出的气体量,这代表肺一次最大的机能活动量,是反映人体生长发育水平的重要机能指标之一。

肺活量与人的呼吸密切相关。生理学研究表明,人体的各器官、系统、组织、细胞每时每刻都在消耗氧,机体只有在氧供应充足的情况下才能正常工作。人体内部的氧供给全部靠肺的呼吸来获得,在呼吸过程中,肺不仅要摄入氧气,还要将体内代谢产生的二氧化碳排出。我们可以这样认为:肺是机体气体交换的中转站,这个中转站的容积大小直接决定着每次呼吸气体交换的量,是检测肺功能的最直观、最客观的指标。

　　肺活量检测数值低（与正常数值相比），说明机体摄氧和排出废气的能力差，人体内部的氧供应就不充裕，机体的一些工作就不能正常进行。一旦机体需要大量消耗氧（如长时间学习、工作、剧烈运动时），就会出现氧供应的严重不足，从而导致诸如头痛、头晕、胸闷、精神萎靡、注意力不集中、记忆力下降、失眠等不良反应，这不仅会影响学习与工作，而且会给身体健康造成许多无法挽回的危害。

　　有些需进行手术的脊柱侧弯患者，因为肺活量小而不得不推迟手术时间。因此，应加强呼吸训练。

　　呼吸训练分为胸式呼吸和腹式呼吸，女孩多为胸式呼吸，男孩一般是胸式呼吸和腹式呼吸结合。有目的的训练，可以增加肺活量，通过内在迸发力量来使凹侧突出，恢复。

　　从呼吸运动的进行过程可知，呼吸运动主要依靠两部分呼吸肌的舒缩来完成，分别表现为胸、腹两部位的活动。一是肋间外肌舒缩引起肋骨和胸骨运动，引起胸廓前后、左右径增大，表现以胸部活动为主；二是膈肌收缩，使胸廓的上下径增大，表现以腹部活动为主。吸气时，膈肌收缩，膈的隆起部下降，上腹部脏器如肝、脾等随之下降，于是前腹壁向外突出；呼气时则相反，前腹壁向内复位。以肋骨和胸骨活动为主的呼吸运动，叫胸式呼吸；以膈肌运动为主的呼吸运动，叫腹式呼吸。

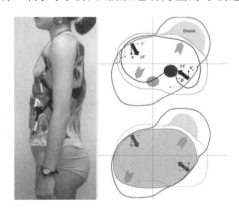

图 5-19　支具内的呼吸

　　如图 5-19 所示，脊柱侧弯孩子戴支具矫形，通过三点力原理给脊柱施加多组抗旋力和矫形力，都属于被动矫正。支具内的呼吸运动则属于主动矫正，希望通过孩子一边吸气一边躲避压力点,主动向好的方向移动脊柱。而且,支具内深吸气时,凸侧得到支具抑制,吸气时胸廓的位移都向凹侧移动,比不戴支具要好得多。大家可以看我的视频(视频链接:http://v.youku.com/v_show/id_XN-TA3OTY3MDg4.html)。专门的呼吸运动,胸廓的位移是非常大的。

五、吊单杠

脊柱侧弯孩子应该怎么锻炼?国内医生一般会说回去吊吊单杠,拉直拉直。岂不知,脊柱侧弯是脊柱在三维空间内的变形,椎体向侧方移动的同时,还向凸侧旋转。如果是 S 形弯曲,胸椎和腰椎的旋转方向相反。我们从头顶看下去,从颈椎到骨盆椎体是不断地向右向左交替旋转,整个脊柱看起来是扭转的,像一个弹簧。那到底怎么进行体操锻炼,才会起作用呢?必须分三步走,首先要控制旋转,去掉"弹簧"效应;再进行适当牵引,目的是拉长凹侧的韧带和肌肉;最后收缩凸侧的肌肉,主动矫正侧弯,这样才会起到理想的效果。吊单杠时感觉好像直一些,其实,它的作用是拉长了所有的韧带和肌肉,包括正常的生理弯曲。同时,由于没有去掉"弹簧"效应,拉直一些的脊柱又会弹回去,作用很小,而孩子很辛苦。

吊单杠属于脊柱牵引类方法矫形,和牵引床等方法一样,只不过是利用自重牵引。在吊的时候脊柱会被拉直一些,但不吊的话又会恢复到原样。国外从来没有让孩子去做这种运动,因为脊柱在侧位是有正常生理弯曲的,如果强行拉直脊柱,在矫正侧弯的同时也会破坏正常的生理弯曲。

六、施罗斯矫形体操对侧弯与肺活量的影响

脊柱侧弯后通常都伴随着椎体的旋转,对于发生在胸椎段的侧弯,椎体旋转时带着肋骨一同转动,导致了胸廓的变形,使胸廓原本的体积变小,肺部呼吸时的气体容量减小,也就是肺活量降低。平时工作中给初学的患者教授施罗斯体操时,能够明显感受到做深呼吸时,大多呼吸时间短且气量小。施罗斯矫形体操锻炼时,很多动作都要求配合呼吸控制,一方面是通过反复的深呼吸锻炼来提高患者的肺活量,使其达到正常身体水平;更重要的是通过呼吸的控制,使胸廓凹陷的部分扩张出来,恢复胸廓原有形状,改善侧弯、降低剃刀背(见图5-20)。

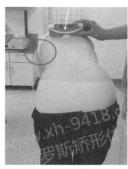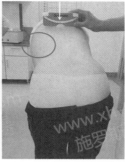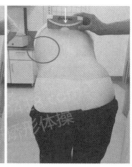

图 5-20　矫形体操锻炼时左侧凹陷胸廓扩张,背部的测量尺变水平,显示剃刀背更平衡

肺活量是反映青少年生长发育水平的重要机能指标之一(表 5-1、表 5-2)。为了方便、准确地判定患者肺活量的机能指标,我工作室均购置了高精度数显电子肺活量测试仪,患者可以免费测试。

表 5-1　男生肺活量单项评分表(单位:mL)

等级	单项得分	一年级	二年级	三年级	四年级	五年级	六年级	初一	初二	初三	高一	高二	高三	大一大二	大三大四
优秀	100	1700	2000	2300	2600	2900	3200	3640	3940	4240	4540	4740	4940	5040	5140
	95	1600	1900	2200	2500	2800	3100	3520	3820	4120	4420	4620	4820	4920	5020
	90	1500	1800	2100	2400	2700	3000	3400	3700	4000	4300	4500	4700	4800	4900
良好	85	1400	1650	1900	2150	2450	2750	3150	3450	3750	4050	4250	4450	4550	4650
	80	1300	1500	1700	1900	2200	2500	2900	3200	3500	3800	4000	4200	4300	4400
	78	1240	1430	1620	1820	2110	2400	2780	3080	3380	3680	3880	4080	4180	4280
	76	1180	1360	1540	1740	2020	2300	2660	2960	3260	3560	3760	3960	4060	4160
	74	1120	1290	1460	1660	1930	2200	2540	2840	3140	3440	3640	3840	3940	4040
	72	1060	1220	1380	1580	1840	2100	2420	2720	3020	3320	3520	3720	3820	3920
及格	70	1000	1150	1300	1500	1750	2000	2300	2600	2900	3200	3400	3600	3700	3800
	68	940	1080	1220	1420	1660	1900	2180	2480	2780	3080	3280	3480	3580	3680
	66	880	1010	1140	1340	1570	1800	2060	2360	2660	2960	3160	3360	3460	3560
	64	820	940	1060	1260	1480	1700	1940	2240	2540	2840	3040	3240	3340	3440
	62	760	870	980	1180	1390	1600	1820	2120	2420	2720	2920	3120	3220	3320
	60	700	800	900	1100	1300	1500	1700	2000	2300	2600	2800	3000	3100	3200
不及格	50	660	750	840	1030	1220	1410	1600	1890	2180	2470	2660	2850	2940	3030
	40	620	700	780	960	1140	1320	1500	1780	2060	2340	2520	2700	2780	2860
	30	580	650	720	890	1060	1230	1400	1670	1940	2210	2380	2550	2620	2690
	20	540	600	660	820	980	1140	1300	1560	1820	2080	2240	2400	2460	2520
	10	500	550	600	750	900	1050	1200	1450	1700	1950	2100	2250	2300	2350

表 5-2　女生肺活量单项评分表（单位：mL）

等级	单项得分	一年级	二年级	三年级	四年级	五年级	六年级	初一	初二	初三	高一	高二	高三	大一大二	大三大四
优秀	100	1400	1600	1800	2000	2250	2500	2750	2900	3050	3150	3250	3350	3400	3450
	95	1300	1500	1700	1900	2150	2400	2650	2850	3000	3100	3200	3300	3350	3400
	90	1200	1400	1600	1800	2050	2300	2550	2800	2950	3050	3150	3250	3300	3350
良好	85	1100	1300	1500	1700	1950	2200	2450	2650	2800	2900	3000	3100	3150	3200
	80	1000	1200	1400	1600	1850	2100	2350	2500	2650	2750	2850	2950	3000	3050
及格	78	960	1150	1340	1530	1770	2010	2250	2400	2550	2650	2750	2850	2900	2950
	76	920	1100	1280	1460	1690	1920	2150	2300	2450	2550	2650	2750	2800	2850
	74	880	1050	1220	1390	1610	1830	2050	2200	2350	2450	2550	2650	2700	2750
	72	840	1000	1160	1320	1530	1740	1950	2100	2250	2350	2450	2550	2600	2650
	70	800	950	1100	1250	1450	1650	1850	2000	2150	2250	2350	2450	2500	2550
	68	760	900	1040	1180	1370	1560	1750	1900	2050	2150	2250	2350	2400	2450
	66	720	850	980	1110	1290	1470	1650	1800	1950	2050	2150	2250	2300	2350
	64	680	800	920	1040	1210	1380	1550	1700	1850	1950	2050	2150	2200	2250
	62	640	750	860	970	1130	1290	1450	1600	1750	1850	1950	2050	2100	2150
	60	600	700	800	900	1050	1200	1350	1500	1650	1750	1850	1950	2000	2050
不及格	50	580	680	780	880	1020	1170	1310	1460	1610	1710	1810	1910	1960	2010
	40	560	660	760	860	990	1140	1270	1420	1570	1670	1770	1870	1920	1970
	30	540	640	740	840	960	1110	1230	1380	1530	1630	1730	1830	1880	1930
	20	520	620	720	820	930	1080	1190	1340	1490	1590	1690	1790	1840	1890
	10	500	600	700	800	900	1050	1150	1300	1450	1550	1650	1750	1800	1850

资料来源：国家学生体质健康标准（2014 年修订）

七、进行支具内呼吸训练的方法

德国施罗斯矫形体操最为核心的理念是旋转呼吸法，就是在吸气时让凹侧突出，改善体表的对称度，减少背部倾斜角。除了在脱掉支具练习体操时这样做，平时戴支具的时候也要进行呼吸训练，因为戴支具时，凸侧被支具抑制，凹侧打开，通过不断地支具内吸气运动，可以让凹侧不断地向外鼓出改善剃刀背。

我们通过图片来进一步说明，如图 5-21 所示，最左侧是孩子戴支具的状态，中间是孩子胸廓放松时（从箭头下方的洞观察）的状态，可以看出支具在凹侧有很大的空间给孩子的身体。最右侧是孩子吸满气时胸廓的状态，可以看到，空间几乎被填满，这样孩子的体表就越来越对称。

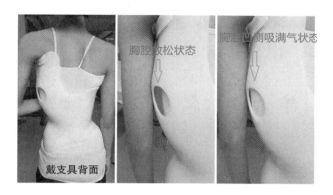

图 5-21　支具内呼吸

该小孩穿戴我工作室的支具内衣,真正 360°无缝。戴支具后,支具和皮肤之间无衣服皱褶,孩子穿戴更为舒适。

相关视频网址:https://v. youku. com/v_show/id_XMTc2MDg2MDQ1Mg＝＝. html ♯paction

第六章　名人和脊柱侧弯

一、"泳坛女神"先天性脊柱侧弯

网易体育刘璐莎 2015 年 12 月 23 日报道：

为备战里约奥运会，刚在喀山游泳世锦赛上拿了女子 50m 仰泳铜牌的刘湘（见图 6-1），每天都在馆里进行高强度的训练，为明年 1 月去高原奠定好的体能基础。

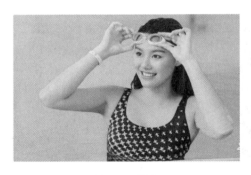

图 6-1　刘湘

对于刘湘来说，奥运会是特别的。因为她的主项 50m 仰泳并非奥运项目，想参加里约奥运会，备战重点只能放在副项 50m 自由泳上。

在 2015 年 8 月的喀山游泳世锦赛上，刘湘在女子 50m 自由泳半决赛中，游出 24 秒 78 的个人最好成绩，却列第 11 位没能晋级决赛。而在她的主项 50 米仰泳中，刘湘以 27 秒 58 赢得季军。

"世锦赛 50m 自由泳比赛时刘湘离台时间太慢，空中动作不稳，造成入水的角度不好，中间游的过程其实不差，到边也有优势。"据何新中教练介绍，刘湘并没有专门练过 50m 自由泳，目前处于练习该项目的初级阶段，可提升的空间很大，"如果未来几个月能把问题解决好就是潜力，解决不好就是短板"。

在网易体育采访当天的训练中，刘湘的背上贴着一块胶带。据队医介绍，刘湘的后背先天性侧弯，刚到专业队时在泳道里经常游偏，后来经过一系列治疗，终于可以游成直线。后续的问题在日常训练中偶尔还是会显现出来，直接的反应是刘湘背部肌肉因为劳损会特别累，只能靠按摩和理疗来缓解。

二、"打球我不行，打扮你们不行！"

《华西都市报》2013 年 10 月 23 日报道：

在成都参加 2013CBSA 美式台球冠中冠女子精英赛的珍妮特·李（Jeanette Lee）接受了华西都市报记者专访，讲述了老牌九球天后是如何完成"一位美女的自我修养"的，这位时尚女魔头更是毫不吝惜地分享了她的打扮、包装心得。

"弯着腰在台球桌上，一头黑色长发散开，她的眼睛会把对手引诱到台球桌前，然后把她们生吞活吃了。"一个纽约球迷这样形容他心中的女神。

神秘、危险而又性感，这是珍妮特·李的代名词。但眼前，当年那个看上去不怎么好惹的"黑寡妇"已 42 岁，家庭的幸福容易使人改变，她笑意浅浅的酒窝里盛的也不再是危险，而是温柔。

黑寡妇，是世界上最毒的一种蜘蛛，女子九球界那位性感、美艳、张扬的珍妮特·李居然以此为名。"珍妮特，我第一次看到你打台球就想起了黑寡妇这个名字。你原本看上去是那么甜美，但一旦站在台球桌旁，你就成了致命的杀手。穿着一身黑衣服，你是那么冷傲和艳丽。"多年前，一位纽约男人曾对珍妮特·李如是说，也诞生了她"黑寡妇"的绰号。这个贴切的名字，甚至还被公众评为最佳运动员绰号。"黑寡妇"这个名字是如此生动、闻名，以至于很多人最后都想不起她的真名。

黑色的长发、黑色的眉毛和眼珠、白皙的皮肤，源自她韩裔的血统，而红艳的口红、暴露的穿着、开朗的性格和犀利的言语，则是典型的美国文化。

因为接触了台球，从此她的人生就再也没有离开过台球。她获得了世界女子台球协会超过 15 个冠军和世锦赛冠军头衔，占据世界排名第一的位置达 3 年之久。

人们不知道的是，她总爱在比赛中披着的那头长发，其实是在遮盖背部、腰部和颈部巨大的伤疤。"我对我的背部很敏感,哪怕有人站在我背后,我都会有不舒服的感觉,我吃饭的时候也会选择背对着墙。我不知道为什么。"直到2010年,她接受了ESPN旗下BODY杂志的邀请,拍摄了一组全裸写真,首次将自己"致命"的背部展现在大众眼前,两条像巨蛇一样蜿蜒在身体上的伤疤,却是她不屈、倔强和坚毅的写照。

九球出美女。潘晓婷、车侑蓝、金佳映、周婕好、张舒涵、付小芳……她们的美宛如一道风暴,卷走了大家对于赛事本身的关注。其实,她们有着同一个偶像——"黑寡妇"珍妮特·李。正是这位42岁的韩裔美籍世界冠军,开创了九球性感之风,让炫美成了九球传统。

曾经,一位黑发美女扑倒在球台上聚神瞄准的海报,魅惑了一个时代。不是前卫的吊带衫,就是深V领长裙搭配高跟鞋,一以贯之的黑色,让她拥有了那个威风的名头"黑寡妇"。她拍全裸写真,拍性感大片,登时尚杂志,上娱乐访谈……她的影响力像根一样地植入女子九球文化时尚。

"昨天晚上完全没睡好,没想到这么冷了居然还有蚊子,你看,这里,这里,还有这里。"珍妮特穿着一件性感无袖T恤,露出的"白富美"手臂上,有好几个红色包块。她略带俏皮地指着这些包块,和球场上冷酷的"黑寡妇"完全不像。"对,我刚开始是不太喜欢这个名字,那时我还很年轻,一听这个名字就知道别人认为我不是一个温和的人,好像要在球场上把对手活吞了一样。但是后来,朋友们都劝我,我也觉得这个名字挺好,就接受了。"表情严肃、气场冷艳,是珍妮特在球场上的风格;黑色,则是她固定的穿衣风格。性感的上衣、弹性喇叭裤、高跟鞋都是清一色的黑,就连耳环、指甲油和束发带等细微处她都没放过,还是黑色。

"生活中,我还是有一些别的颜色的衣服,但是很少,因为我就喜欢黑色,我也觉得黑色很适合我;而且这么多年自己习惯了,粉丝也习惯了。"珍妮特透露,曾经有一段时间,她尝试着改变风格,换了别的颜色的衣服,没想到引起球迷的强烈反感。"他们非常非常失望地说:'你怎么不穿黑色了?'弄得我都很惊讶。我觉得自己适合这种风格,所以才坚持下去,并不是说已经形成了固有的风格,无法摆脱,我是享受其中,而不是被限制着。"

作为开世界九球风气的引领者,珍妮特·李是最有资格谈论美这个话题的。"刚开始时,因为太引人注目的打扮,让我遭受了不少批评声,但随着我的成长、变化,我觉得自己真正懂得了美丽的含义——一个女人的经历。"

珍妮特的经历实在堪称苦难:4岁患上肿瘤,11岁腿上长脓肿,12岁脊柱侧弯,13岁在脊椎里埋植了两根钢条,"活下去就是成功"。脊柱收缩症是一种可怕的疾病,不能站着、不能弯腰、不能走路,只能成天躺在床上。在情窦初开的年龄,她只能穿加大号的裤子以容纳背上的支架。

之后她又因为颈部椎间盘突出、肩膀二头肌腱炎等经历了多次手术。伤病让她中断了学业,让她至今都不能弯腰,甚至不能像别的女人那样,真正性感地扭动身体……

"你看,我右脚可以抬这么高,我的左脚只能抬这么高……"珍妮特·李从不讳言伤病,她马上站起来演示自己的"行动不便",随后又大方地掀开了上衣,脊柱、腰椎,手术留下的棕色疤痕像几条粗壮的巨蛇。"还有这里。"她指了指脖子上的一道疤痕。

"伤疤不会消失,它一直在那里,伤痛也从来就没有消失过,我只是习惯了而已。"珍妮特送给伤痛的礼物是疯狂练球 37 个小时,直到被救护车送进医院。"是,这些传闻都是真的。"2013 年夏天,珍妮特满 42 岁,是 6 个孩子的母亲,那股"不疯魔不成活"的"黑寡妇"劲头,似乎被岁月留在了过去。"我经常告诉我的孩子们,你们看到的我,并不完美,因为没有人是完美的,任何人、任何事都在变化,都在成长,对于这些变化,我们能做到永不放弃就行了。"

在潘晓婷、付小芳、刘莎莎的带领下,中国涌现出了一大批九球新秀,珍妮特认为,她们打球很棒,但打扮和包装真的还欠火候。"中国现在涌现出了许多年轻选手,赢了很多比赛,但始终没有什么名气,就连我都叫不出她们的名字,我觉得最主要的原因是她们在国际上不具有辨识度。"

热心的珍妮特·李私下里早就是九球圈内的"时尚女魔头",包括中国选手在内的许多新秀都曾向她取过经。"她们问我该怎么打扮,怎么塑造自己的风格。当时我摆了几本时尚杂志在她们面前,问她们喜欢哪种风格,喜欢什么类型的音乐,喜欢看什么样的电影,然后帮她们挑选好了一种风格的服饰,结果她们因为穿着不习惯,打比赛反而输了。时尚没有融入她们的身体,当她们觉得自己像一个时尚模特的时候,就忘记怎么去打球了。"

"我觉得找到适合自己的风格最重要,比如可爱风、优雅风、中性风。我眼里的中国年轻选手,就缺少这种风格,发型差不多、戴着差不多的耳环、穿着差不多款式的背心,体现不出差异化,根本让人记不住。在我眼中,中国美女千篇一律。当然,这需要经纪人,或者背后的团队帮助她们去敲定一种风格,帮助她们包装,眼光停留在九球池里是不够的。"珍妮特说,公关、沟通、销售,作为一名有野心的九球选手,这些技能都应该具备。"你是一个艺术家,你当然不必拥有一个画廊,你是一个大厨,你也不必拥有一家餐厅,但你需要拥有属于自己的声音、属于自己的影响力,去影响别人,这才是一个真正的名人。"

三、麦迪——脊柱侧弯孩子的楷模

特雷西·麦克格雷迪,简称麦迪,1979年出生于美国佛罗里达州巴托,美国职业篮球运动员,司职得分后卫、小前锋,曾效力于CBA青岛双星队。麦克格雷迪球风全面而飘逸,可以胜任后场三个位置,其巅峰时期是NBA最好的得分手之一,是2003年、2004年连续两届得分王,曾与中国球星姚明一起为休斯敦火箭队效力。2013年,麦迪加盟马刺征战NBA季后赛。

麦迪的伤病是先天性脊柱侧凸(见图6-2)带来的,伤病包括肩、臀、膝、踝、手肘、手、手指、脚、脚趾、四头肌、胸膜炎、脑震荡、背、腰等方面。

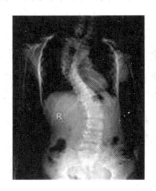

图 6-2 麦迪 X 线片

霍伟伟点评:

麦迪给人的第一印象就是睡眼惺忪,再一个就是松散的骨骼架子,但比赛下来却表现出突破对手时的机敏,谁也不会将这位28岁的曾经是7届NBA全明星、2届得分王的球星与先天性脊柱侧弯联系到一起。然而事实却是不容改变的,这位火箭队的一号得分手确实患有先天性脊柱侧弯。

对普通人来说,轻微的脊柱侧弯算不了什么,除了影响形象之外,并不会有什么不适的感觉,但是对高水平运动员来说,这或许是一个影响自己职业生涯的不幸事件。在麦迪刚进联盟的时候,医生和训练师们曾对他的身体结构进行过检查,检查结果显示,麦迪先天性身体结构异常,患有先天性轻度脊柱侧弯,他们预计麦迪的职业寿命只有5—6年。

麦迪的背部在奥兰多魔术队个人职业生涯的第四个赛季中曾被严重侵犯而受伤过,这成为其背部伤病的诱因,从此背伤便与麦迪形影不离,在火箭队的许多个日日夜夜里,有多少场比赛因为背伤而被迫下场。火箭队队医在 2006 年就说过,麦迪的背伤不是简单的拉伤,而是一种慢性疾病,其根本原因在脊柱。

麦迪为了跨过专家们设置的"末日预言",克服不期而至的背伤,雇用已经跟随自己 10 年的私人训练师韦恩·霍尔,让其为自己制订严格的休赛期和赛季中训练计划。麦迪每天需要进行的训练除了教练要求的之外,还有因为自己的先天性不足而进行的加强脊柱的锻炼。首先是进行腹肌、躯干和背部肌肉的锻炼,增加肌肉的屈伸力和韧带的张力;其次是胸肌、腘绳肌、屈髋肌的锻炼。这种训练是不对称操练,利用患者自身肌力、重力,以求矫正畸形。

一般来说,患有脊柱侧弯的患者有以下几种临床表现:脊柱外观侧弯畸形,棘突偏离中线,两个肩膀不一样高,胸廓不对称,甚至有驼背、剃刀背畸形,如果内脏器官受到偏歪脊椎挤压,则表现出呼吸困难,心慌气短,腹部表现为腹痛、腰痛,身体表现为消化不良、形体消瘦等。

(本文只代表个人观点)

四、伊莎贝拉·罗西里尼——脊柱侧弯明星

伊莎贝拉·罗西里尼(Isabella Rossellini,见图 6-3)是瑞典著名影星英格丽·褒曼和导演罗西里尼的双胞胎女儿之一,著名模特、演员、作家、慈善家。她曾是著名化妆品品牌兰蔻(Lancome)长达 14 年的形象代言人。整个 20 世纪 80 年代是她的黄金期,那时的她是世界上酬金最高的模特之一。

伊莎贝拉从小就遭受了先天脊柱畸形的折磨。6 岁的时候伊莎贝拉接受了无比残酷的手术:从背后开刀,把高出来的骨头锯掉一点,然后缝合伤口,用石膏固定住上半身,从脖子到腰都不能弯曲,等到伤口愈合再继续开刀、锯骨、固定,等待愈合。等待的过程中,伊莎贝拉不能躺下,只能一直坐着。如此大的灾难降临在伊莎贝拉的身上,但她十分坚强懂事,安慰妈妈:"妈妈你别难受,我做这个手术特别特别疼,但只有我自己疼过,以后别的小朋友疼的时候,我才知道他们有多疼。"勇敢的伊莎贝拉终于彻底痊愈,长大后成了著名化妆品品牌兰蔻最美的代言人。

1971 年从罗马服装设计学院毕业后移民美国的伊莎贝拉在意大利的电视

台做了 3 年的特派员和翻译。

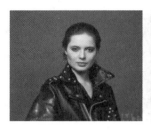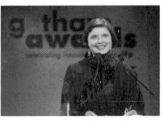

图 6-3 伊莎贝拉·罗西里尼

伊莎贝拉·罗西里尼 23 岁时,担任意大利 RAI 电视台驻纽约记者,在屏幕露面 4 年后,她在意大利开始小有名气。

28 岁,伊莎贝拉开始了她的模特生涯,并一发不可收地成为兰蔻长达 14 年的形象代言人。她的形象曾出现在 50 个国家和地区的 500 种杂志封面,她有一种异乎寻常的美,她聪明热情,精力充沛,努力而又淡泊名利。现在,她已进入一个事业蓬勃发展的时期,她展示给人们的依然是优雅而又富有朝气的一面。

伊莎贝拉·罗西里尼先后出演了不少意大利电影和电视。直到 1985 年,她因为参演《飞越苏联》(*White Nights*)而正式打入美国影坛,次年在《蓝丝绒》(*Blue Velvet*)中的大胆演出更是轰动一时,自此成为好莱坞的一员。她曾与著名导演马丁·斯科塞斯(Martin Scorsese)有过 4 年的婚姻,如今则与演员加里·奥德曼(Gary Oldman)在一起。

五、史黛西·路易斯——第 7 个女子高尔夫世界第一

新浪体育讯 北京时间(2013 年)3 月 18 日,美国著名女子高尔夫球手史黛西·路易斯(Stacy Lewis,见图 6-4)在亚利桑那州野火高尔夫俱乐部赢得 LPGA 奠基人杯,她因此超越中国台北选手曾雅妮,成为 2006 年女子高尔夫世界排名推出以来第 7 个世界第一。另外,史黛西·路易斯在美国 LPGA 巡回赛奖金榜上也遥遥领先。

史黛西·路易斯在最后一轮刚开始的时候落后日本选手宫里蓝 4 杆,可是最后一轮,她的表现无人能及,最终实现逆转,领先 3 杆夺取 2013 年第二胜,她的世界排名因此超越曾雅妮,从第 3 位上升到了第 1 位。考虑到她因为脊柱侧

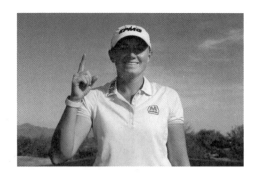

图 6-4　史黛西·路易斯

凸曾戴了将近 7 年时间的色努支具,后来还因此在体内打入一根钢条,她的表现就堪称神奇。

史黛西·路易斯是第 7 个成为高尔夫世界第一的女子选手,也是第 2 个成为高尔夫世界第一的美国女子选手。在她之前,登顶过世界第一的选手分别是索伦斯坦(60 个星期)、奥查娅(158 个星期)、申智爱(26 个星期)、宫里蓝(11 个星期)、克里斯蒂·科尔(5 个星期)和曾雅妮(109 个星期)。

很显然,过去两年,史黛西·路易斯的表现十分突出,4 个月之前,她才刚刚领取了美国 LPGA 巡回赛年度最佳球员奖。她因为这个胜利获得 22.5 万美元(约合人民币 140 万元)奖金,其总奖金达到 526364 美元(约合人民币 327 万元),遥遥领先排名第 2 位的朴仁妃,是后者的 2 倍多。

六、萨拉·波莉

1989 年萨拉·波莉(Sarah Polley,见图 6-5)出演了莎拉·斯坦利执导的电视剧《通往艾文利之路》。这部电视剧使萨拉·波莉成为加拿大一流的电视明星,当时她才 10 岁。1990 年她在电视剧《小丘月圆》中饰演的流浪儿角色非常出色,获得了不少的赞扬。1992 年萨拉·波莉因此获得了双子星奖,这是一个在加拿大相当于艾美奖的奖项。1996 年她再次获得双子星奖,随后她离开了表演和学校转而关注政治。1997 年她又回归出演了影片《意外的春天》,成功转型为成人角色,1999 年她出演了影片《漂亮宝贝》。她曾经两次获得吉尼奖最佳女演员提名,2004 年她出演了恐怖片《活死人黎明》,2005 年出演了影片《别来敲门》。自 1999 年起,萨拉已经开始涉足导演领域,她所导演的几部电影短片都受到不错的评价。2006 年,萨拉推出她导演的剧情长片《柳暗花明》,如潮的好评为这个加拿大才女的演艺生涯增添了耀眼的光环。

她在 11 岁生日过后的几个月发现脊柱侧弯,11—15 岁穿戴矫形支具,每天 16 个小时。

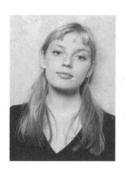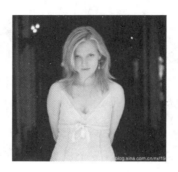

图 6-5　萨拉·波莉

七、珊琳·伍德蕾

　　5 岁就被星探找上门的珊琳·伍德蕾(Shailene Woodley,见图 6-6)有着极大的表演潜力,1991 年出生的她已参加过 17 部影视作品的演出。她的第一份正式工作是出演 1999 年的《家庭危机》,后来又出演了华纳兄弟出品、茱莉亚·罗伯茨监制的儿童节经典电影《费利西蒂:美国女孩的冒险》中的片名角色,此前在《遇见乔丹》《橘子郡男孩》和华纳新剧《两兄弟》中有过频繁的出镜,并客串过众多经典剧集如《铁证悬案》《愚人善事》《犯罪现场鉴证纽约篇》等,她还在电视影片《律政俏主妇》中担当主角,与安·玛格丽特和马修·塞特尔

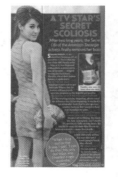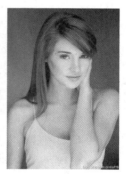

图 6-6　珊琳·伍德蕾

对戏。此外,她目前已经拍摄过 20 多支广告。

　　她在 15 岁发现脊柱侧弯,戴支具 2 年。

八、琳恩·罗伯茨

　　琳恩·罗伯茨（Leanne Roberts，见图 6-7）在患脊柱侧弯后转向非手术治疗，通过矫形体操以控制她的病情。

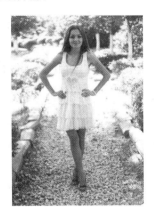

图 6-7　琳恩·罗伯茨

　　琳恩·罗伯茨，18 岁时患上脊柱侧弯，S 形。脊柱侧弯经常会让她心情不好，并且会引起背痛。她曾经因为脊柱侧弯准备放弃做模特，但是现在她又计划将她的模特生涯进行到底。

　　如图 6-8 所示，琳恩·罗伯茨胸弯 35°、腰弯 48°。她的医生建议她做手术，琳恩·罗伯茨拒绝了，她觉得很多钢钉和两条金属杆在体内很可怕。她准备通过保守治疗来稳定脊柱，减少背痛。

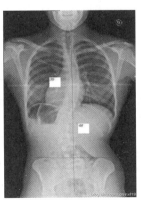

图 6-8　X 线片

第七章　其他脊柱侧弯相关问题

一、健康合理地背包才能有益身心

脊柱侧弯孩子更应该注意脊柱负重问题，尽量减少背、拎重物。

原文地址：http://blog.sina.com.cn/s/blog_9e8fa5f50101mqfc.html

作者：爱因美

背包的很多朋友以前经常忽略一个问题，就是包包对自己身体特别是背部的影响，本篇着重讲述怎么背包更健康更合理，更有益身心。女孩子都爱时尚，穿着打扮时尚外还得加上一个时尚的背包，但是我们的背包空间重到什么程度？日常生活中，65％的人背包重量都在 3kg 以上，最重的背包达到 8.8kg。如此沉重的负担日复一日地压在身上，很多人却没有意识到这是怎样一颗危险的"健康炸弹"。

（一）脖子酸、肩膀痛

长时间坐在电脑前又背重包的人，往往是肩颈酸痛、肩手麻木无力症状最突出的人群，背包过重会让脖子不自觉地倾向一边，一边肌肉拉伸，一边紧缩，这样很容易导致疼痛。

另外，过重的背包还会让肩背部肌肉受到压迫，如斜方肌和提肩胛肌长期受到压迫，可能会导致慢性拉伤。

（二）高低肩

背单肩重包时，由于单侧肩膀要承受较大的重力，肩颈会不自觉地往上提，而为了防止包带下滑，这种上提可能会更严重。如果经常长时间使用其中一边肩膀背重包，可能会造成难看的高低肩。

(三)脊柱弯

驼背、脊柱侧弯、腰椎间盘突出、脊柱关节炎、坐骨神经疼痛等，都可能是背包过重惹的祸。

你在左肩背了一个 5kg 左右的重包，那脊柱右侧的肌肉就要产生 15—20kg 的力量才能维持身体平衡，这种肌肉组织发力的不平衡会牵拉脊柱造成弯曲，造成脊柱劳损、发炎。

此外，太重的包会导致椎间盘变性、下垂，压迫神经，还会带来坐骨神经痛。

二、脊柱侧弯孩子发育结束后如何科学去除支具

脊柱侧弯孩子戴支具矫形，一直要戴到椎体的环形骨骺融合，才可以逐渐去除支具，方法如下：在原先穿戴 22 小时的基础上，每天减少 4 个小时的穿戴时间，3 个月后复查。如果背部倾斜角没有大的变化，可以继续再减少 4 个小时；如果背部倾斜角增加较多，则回到原来的 22 个小时。总的原则就是，如果体表没有明显的加重迹象，就可以继续减少时间，直到 12 个小时左右。12 个小时的穿戴时间保持 1 年，然后就可以不戴支具了。减少支具穿戴时间的同时，必须增加体操锻炼时间，以减少脊柱侧弯的反弹。

三、色努式脊柱侧弯支具为什么要躺下穿戴

脊柱发生侧弯后，Cobb 角越大，脊柱所能承受的纵向力量就越差。由于身体的重量不同，柔韧性好的孩子在站立位和躺位的片子角度相差十几度。所以，在躺位穿戴色努支具，脊柱在支具内更直，矫形效果更好。躺下穿好支具后，可以双手叉腰，再用力向下推支具，将脊柱再牵引一下。尽量保持脊柱在支具内是最好的矫形位置。

四、儿童坐姿不正会引起脊柱侧弯吗

脊柱侧弯的病因有很多，比如先天性的椎体发育不全、脊柱肌肉瘫痪，但

80%的脊柱侧弯仍然原因不明,医学上称为特发性脊柱侧弯。所以,坐姿不正不会引起脊柱侧弯,但如果孩子已经诊断为脊柱侧弯,那生活中的方方面面都要注意,包括站姿、坐姿、背书包方式等。尽可能地保持脊柱挺拔,尽量减少脊柱负重,还需要经常锻炼脊柱肌肉力量,并配合支具矫形。

五、什么是神经纤维瘤病性脊柱侧弯

神经纤维瘤病也是造成脊柱侧弯的重要原因。神经纤维瘤病是由于基因缺陷引起神经嵴细胞发育异常而导致的一种疾病。根据临床表现和基因定位分为神经纤维瘤病 I 型和 II 型。

I 型患者查体时通常皮肤表面可以看到咖啡斑和周围神经多发性神经纤维瘤,多位于躯干非暴露部位(见图 7-1)。另外,眼部可见 Lisch 结节,是上睑纤维瘤或者丛状神经纤维瘤,眼眶可触及肿块或者凸眼搏动,通过裂隙灯可见虹膜粟粒状橙黄色圆形小结节,为错构瘤,是 I 型特有表现,可随着年龄的增大而增大。诊断标准是青春期前纤维瘤有 6 个以上,直径大于 5mm(青春期后直径大于 15mm),具有高度诊断价值。另外,全身和腋窝雀斑也是特征之一。

神经纤维瘤病 I 型容易导致脊柱侧弯畸形,具有患者发病早(通常在青春期前),侧弯进展快,畸形明显,曲度僵硬,骨质本身强度降低等特点,支具矫形较难。

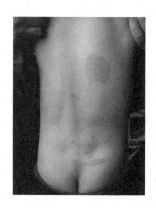

图 7-1　咖啡斑

六、哪种侧弯曲线在孩子成年后最稳定，不发展

　　孩子发生脊柱侧弯后，家长应该采取积极的治疗态度，采取最有效的方法，尽快逆转侧弯，使脊柱向好的方向生长。在孩子发育期，矫形需要达到三个目的：一是减少度数，避免手术；二是改善外观，使体表趋于对称；三是改变曲线类型，获得稳定曲线。

　　为什么要让孩子获得稳定曲线？什么是稳定曲线？下面我们通过三张不同的 X 线片来说明。如图 7-2 所示，三张片子中的线 1 为身体的中线，最左边的片子，椎体在中线两侧偏移，胸椎向右，腰椎向左，距离中线都不是很远。胸腰椎代偿较好，是最稳定的曲线类型，成年后侧弯进一步发展的可能性很小。中间的片子，腰弯大，胸弯小，脊柱整体偏左，部分椎体距离中线较远，脊柱不稳定，成年后侧弯进一步发展的可能性较大。最右侧的片子，从腰 5 开始，所有的椎体偏移到右侧，脊柱呈 C 形弯曲，胸腰椎无任何代偿，成年后脊柱侧弯进一步发展的可能性最高。

　　所以，脊柱侧弯在孩子成年后是否进展，和职业、平时锻炼的习惯、曲线类型、原始度数等很多因素有关，不是一个简单的问题。我们全面了解后，就可以增加有利的因素，去除不利的因素，使孩子的侧弯获得稳定。

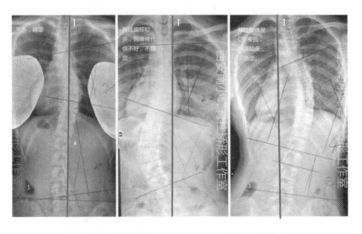

图 7-2　侧弯进展风险由低到高的三种曲线

七、为什么"硬壳"少女最终不得不手术治疗

2015 年 6 月 29 日,中国青年网发布了一条资讯,标题为:"硬壳"少女患脊柱侧弯 每天需戴支架 23 小时(链接网址为 http://d.youth.cn/shrgch/201506/t20150629_6800817.htm)。少女 Hannah,9 岁被发现脊柱侧弯,网站介绍说是先天性的(从片子看不是先天性的),一直用支具矫形,最终不得不手术治疗。

我从网站发布的图片看,发现是无效的支具耽误了 Hannah 的治疗时机,导致病情不断恶化。下面根据网站的图片来分析。

如图 7-3 所示,他们采用孩子水平位进行石膏取型,可以将模型取得更标准。

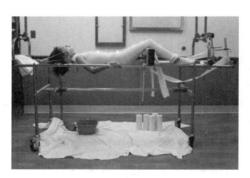

图 7-3 石膏取型

如图 7-4 所示,Hannah 穿上支具后,没看到戴支具的片子,不知道支具的矫正率,仅从这张图片看,支具是前开口,释放空间不足。

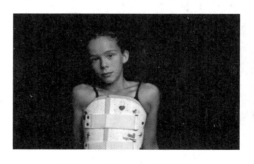

图 7-4 穿上支具正面照片

如图 7-5 所示，从支具背后看，支具力度较差，无释放空间。

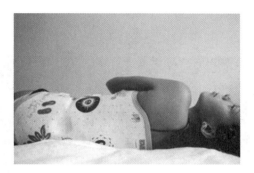

图 7-5 穿上支具背面照片

如图 7-6 所示，从支具内部观察，基本属于固定类支具，内腔对称，无抗旋转压垫等。

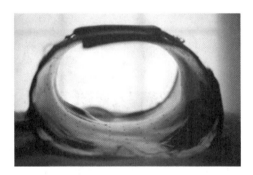

图 7-6 支具内部

如图 7-7 为穿着支具的 Hannah 在遛狗。

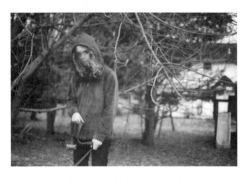

图 7-7 穿支具生活照

　　如图 7-8 所示，Hannah 术前的脊柱向右呈 C 形弯曲，偏移较多，是比较好矫正的侧弯类型，术后脊柱矫正得不错；但是，手术后这段脊柱也就失去了活动能力。

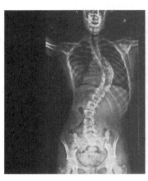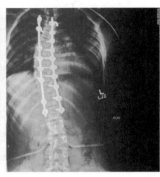

图 7-8　Hannah 术前和术后的 X 线片对比

　　2013 年，医生发现，支架外套对矫正 Hannah 脊柱侧弯的病情并没有太大帮助，于是，手术成了唯一的选择。图 7-9 为 Hannah 脊柱手术后留下的刀口疤痕。

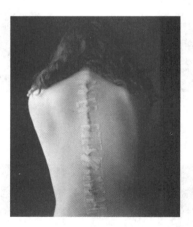

图 7-9　Hannah 术后留下的刀口

八、脊柱侧弯进展风险评估——基因检测已经实现

由美国环球基因公司(Transgenomic，Inc)发明的基因检测方法，可以对轻度脊柱侧弯患者进行风险评估。如果风险很低，则可以减少拍片次数，降低孩子乳腺癌的发病率。但遗憾的是，这一检测仅限白人，亚洲人不在检测范围之内。

图7-10是该公司网站的两张截图。（网址：http://www.scoliscore.com）

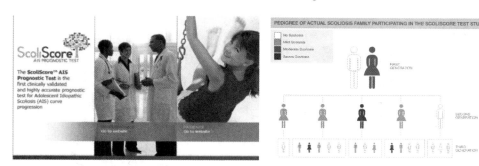

图7-10 美国环球基因公司网站截图

九、防辐射铅衣

孩子发现脊柱侧弯后，拍摄X线片的次数会比较多，如果侧弯发现早，那拍的次数就会更多。我工作室自从和德国Weiss博士合作后，也接受了他们的理念。一是尽量减少拍片次数，3个月复查不拍片，通过其他指标来检查孩子的恢复情况，并调整支具。如果需要拍片，只拍站立位正位片，不拍侧位片。二是拍片时进行防护，主要保护性腺、乳腺、甲状腺、头部、眼睛等部位。我工作室最近配备了防辐射铅衣（见图7-11—图7-15），都是放射科专用的，铅当量为0.5 mmPb。患者可以免费借出，用完归还。拍片医院就在工作室对面，放射科允许穿戴防辐射铅衣，非常方便。

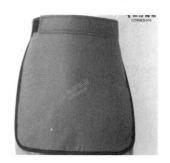

图7-11 防护巾

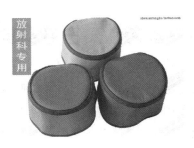

图 7-12　防护帽

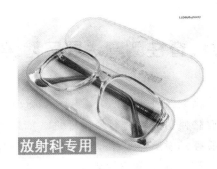

图 7-13　防护眼镜

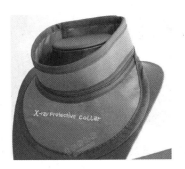

图 7-14　防护围巾

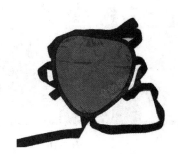

图 7-15　乳腺保护

十、照 X 射线时，别忘了保护自己

　　美国卫生部已将 X 射线列入已知致癌物的行列，并明确指出其中 55％的辐射来源是骨骼、胸部、口腔等低剂量 X 线照射的医学检查。目前，国内不少辐射防护专家也一致呼吁：如果儿童频繁接受 X 线辐射，可能埋下致癌的祸根，应尽快叫停儿童体检中例行的 X 线胸透检查。

　　在所有的 X 线检查手段中，X 线胸透的危害已很明了了，美国、日本等发达国家已基本淘汰了该方法。少数仍在使用这一方法的国家，也都在尽力降低使用率，如英国使用率仅 0.2％，并且要求在使用时，必须对非检查部位，尤其是性腺、甲状腺进行屏蔽保护，医生如有疏漏，很可能因此被吊销放射执照。

　　其实，在我国的相关法律法规中，对限制、减少 X 线胸透对人体的危害早有规定,如《电离辐射与辐射源安全基本标准》中的"X射线诊断的筛选普查应避免使用X线透视的方法""不能把肺部的X线透视作为幼儿和青少年的常规检查项目"等。然而,令人遗憾的是,我国X线胸透的使用率非常高,在不少地方竟成为每年入学体检、升学体检、从业体检,以及单位健康体检中的一个"保留节目",相关法律规定形同虚设。在许多的医疗机构里,相关的保护性规定,如"放射检查需屏蔽性腺等特殊部位"等,标识得很清楚,但很少有医务人员在具体操作中考虑这些,更谈不上严格遵照规定执行了。

其实,在放射治疗、核医学、介入医学及各种X线影像诊断中,无一例外地存在着放射防护的问题。自20世纪80年代起,我国对放射防护逐渐重视起来,一系列相关法律法规的制定和落实,已有效地改善了医疗机构工作场所的防护条件,如采取隔室透视,设置铅玻璃或相应厚度的隔离墙等,大大降低了医务人员的受照剂量,最大限度地保障了医务人员的健康安全。但是,对于患者接受X线检查的防护,却重视不够。从现在看,整个放射防护法规体系的最大缺陷,是涉及医务人员的防护多,而对受检者的防护相对缺乏。

1993年卫生部曾颁布《医用X射线诊断放射卫生防护及影像质量保证管理规定》,其中利用一个章节共7个条款,对受检者的防护做了比较详尽的规定,如"X射线胸部检查的间隔时间一般不少于2年""对受检者邻近照射野的敏感器官和组织进行屏蔽防护"等。但随着"入世"后对专项法律法规的清理整顿,上述规定在2002年出台的《放射工作卫生防护管理办法》中被高度"精炼",只保留了几句话,即"对患者和受检者进行诊断、治疗时,应当按照操作规程,严格控制受照剂量,对邻近照射野的敏感器官和组织应当进行屏蔽防护;对孕妇和幼儿进行医疗照射时,应当事先告知对健康的影响"。法规简化,使技术服务机构、监督执法部门、卫生行政部门及医疗单位,都变得不好操作甚至无所适从,使得原本已逐渐升温的受检者放射防护问题,在某种程度上骤然"冷却"了下来。

患者自己要增强防护意识。在进行X射线检查时,务必提醒医务人员提供防护用具,做好敏感部位的保护,要用铅帽遮挡头部,用铅围脖遮挡甲状腺,用铅围裙遮挡生殖腺等。

十一、白俄罗斯脊柱侧弯寄宿制学校介绍

　　在白俄罗斯,有 6 家针对脊柱侧弯疾病治疗的疗养—治疗—教育学校,能够在儿童矫形医生的带领下对脊柱侧弯患儿给予分级别的治疗,同时按照国家教委要求进行普通学科的教育学习。学生全部采用寄宿制,统一管理。

　　图 7-16 为白俄罗斯专家吉萨科夫·德米特里·开莫维奇在学校对孩子进行脊柱侧弯筛查。吉萨科夫曾在 2009 年到我国的洛阳正骨医院进行学术交流。(http://www.dahe.cn/xwzx/sz/t20090707_1596825.htm)

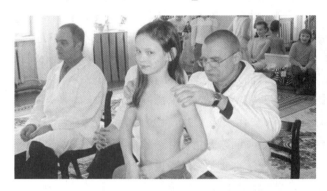

图 7-16　吉萨科夫在学校筛查脊柱侧弯

　　图 7-17 为笔者和吉萨科夫合影,当时笔者任洛阳正骨医院支具室主任。

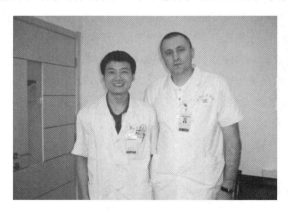

图 7-17　南小峰和吉萨科夫合影

图 7-18 为脊柱侧弯孩子在治疗床上上课，以减少脊柱负重，保持脊柱每天 17—19 小时无负重状态。

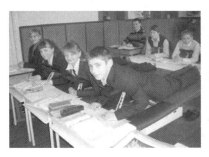
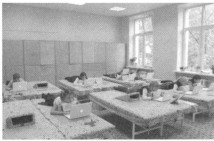

图 7-18　脊柱侧弯孩子在治疗床上上课

图 7-19 为孩子们在进行游泳课。

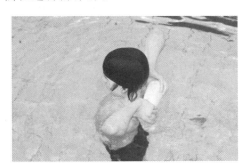

图 7-19　游泳课

如图 7-20 所示为脊柱侧弯孩子在进行矫形体操训练。

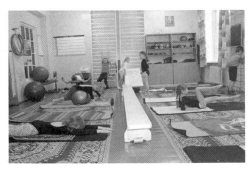
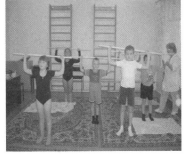

图 7-20　脊柱侧弯孩子进行矫形体操训练

十二、脊柱侧弯孩子的职业方向定位

脊柱侧弯孩子不管是保守治疗还是手术治疗,成年后都会遗留部分度数在体内。为了在成年后很好地维持度数不发展,必须做到经常注意站姿和坐姿,锻炼腰背肌,减少脊柱负重,其中减少负重最为关键。所以,成年后的职业选择很关键。

根据体力消耗的严重程度,职业可划分为重体力劳动、中等体力劳动、轻体力劳动和极轻体力劳动。重体力劳动是指负重量大于 10kg 的职业,如搬运工人等。中等体力劳动是指负重量小于 10kg 的劳动,如钳工、纺织工等。轻体力劳动是指身体的负重不大,但在工作中需要改变身体姿态的劳动,如摄影师等。极轻体力劳动主要是脑力劳动,如医生、会计师、工程师等。

所以,对于脊柱侧弯孩子来说,成年后最好选择轻体力劳动和极轻体力劳动,不建议选择重体力劳动和中等体力劳动。

十三、穿上脊柱侧弯支具后的常见问题答疑

1. 夏天到来,怎样应对皮肤问题

有些家长经常会问:"夏天到来,天气炎热,出汗较多,皮肤在矫形器的压力下容易出现压疮,导致短期之内不能穿戴支具,影响矫形效果。那么怎样应对皮肤问题呢?"

答:如果夏天在矫形器穿戴过程中遇到皮肤压疮等问题,有以下几点应对策略。

(1)每天洗澡,保持皮肤清洁。

(2)坚持按摩,用酒精按摩骨盆部位及压力面部位的皮肤,以此增加皮肤的耐受性。

(3)经常观察皮肤的颜色,如在穿戴矫形器一段时间后,压力部位皮肤较红,且在脱去矫形器 30 分钟后皮肤颜色仍然没有好转,则应及时调整矫形器。

(4)应在矫形器内穿一件贴身的无扣纯棉衣服,衣服长度要超过矫形器。有

压力点的位置,衣服不要出现褶皱。如果出汗较多,建议半天换一次衣服。

(5)矫形器应尽量系紧,以免磨破皮肤。

(6)可在矫形器里面或身体上涂抹一些粉状护肤品,对粉质敏感的皮肤可用酒精擦拭。不要使用油性的护肤品,以免对皮肤造成伤害。

(7)当皮肤出现破溃时,应立即停止穿戴矫形器,并咨询康复医师、矫形技师。

(8)矫形器每天可用毛巾擦拭,保持清洁。

2. 夜间穿戴脊柱侧弯矫形器有哪些注意事项

有些家长经常会问:"孩子在夜间要穿戴矫形器睡觉,那么对于床垫、枕头有要求吗? 还有,对孩子的睡姿又有什么要求?"

答:首先,这对于孩子的睡姿没有要求,平躺和侧卧都是可以的。因为入睡后,身体会完全放松,脊柱各个部位受到的地心引力是一致的。

其次,睡觉时要注意避免矫形器压迫胳膊和注意被子的厚薄,减少出汗。

最后,床的软硬要适中,枕头不宜过高,过高对颈椎和呼吸都不太好,尤其是侧弯位置较高的患者。

3. 为什么要求3个月复查一次

有些家长经常会问:"为什么要求3个月复查一次? 孩子因学习安排,没有那么多的假期,可不可以省去复查这一项?"

答:不可以。3个月复查是非常有必要的。复查是为了检查支具的效果,检查脊柱是否按照我们做矫形器时的规划向好的方向发展。如果发现支具存在一些问题,或矫形器在体表上反应的压力位置有变化时,就可以及时调整。

4. 复查的内容都有哪些

有些家长经常会问:"3个月复查的内容有哪些? 是不是还需要拍片? 我们担心拍片太频繁会对孩子的身体健康有影响。"

答:(1)测量身高及坐高有无变化,身高增加,矫形器的压力点也要向上调整一些。大部分孩子3个月复查时不需要拍片,只有在身高变化特别大的情况下,才建议拍片复查。

(2)复查了解矫形器的穿戴时间是否达到要求。

(3)复查孩子的体操锻炼是否到位。

(4)复查矫形器的搭扣等附件是否要维修。

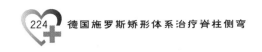

5. 脊柱侧弯支具为什么要躺下穿戴

有些家长经常会问:"孩子平时在学校上学,如果中途遇到体育课或者其他事情需要将支具取下,没有床或合适的地方让孩子躺下穿戴。支具一定要躺下穿戴吗?"

答:脊柱侧弯后,Cobb 角越大,脊柱所能承受的纵向力量就越差。由于身体的重量不同,柔韧性好的孩子在站立位和躺位的片子角度相差十几度。所以,在躺位穿戴支具,脊柱在支具内更直,矫形效果更好。躺下穿好支具后,可以双手叉腰,再用力向下推支具,将脊柱再牵引一下。尽量保持脊柱在支具内是最好的矫形位置。

6. 脊柱侧弯支具的穿戴时间

家长经常会问,孩子白天忙于学业,放学回来之后还有一堆的作业要做,晚上还要休息。那么支具在一天内的穿戴时间是多久呢?

答:刚穿戴支具后需要有一个适应过程,建议第一次穿戴矫形器时应在 1—2 小时内取下矫形器,检查皮肤状况。可用酒精擦拭皮肤受压区,一小时后再戴上。逐步增加穿戴时间,一般情况下,需要一到两周的适应时间达到全日佩戴 22 小时,其余时间用作锻炼和处理个人卫生。第一次尝试晚上睡觉穿戴可选在周末,如确实难入睡,可脱下矫形器,第二天再试,直至适应。只有满足全日佩戴 22 小时,才能保证支具的矫正效果。

7. 为什么支具的某些部位会与身体之间有很大间隙

孩子都不希望让其他的小朋友知道自己穿戴支具,所以都希望支具尽可能小巧,可以很好地被衣服遮掩。但是有些孩子穿上支具时某些部位会与身体之间产生很大间隙。往往会提出疑问,是否支具不合适或者可否经过修改处理,使得支具与身体之间完全服帖?

答:支具在侧弯部位的对侧必须要与身体之间产生一定的空间,因为支具会在侧弯的部位施加压力,那么相应对侧的部位就要有一定的释放空间,好让支具将侧弯的部位向对侧推送,从而达到矫正的目的。

8. 为什么有些孩子的支具会将一侧肩膀抬得比另一侧高

很多有胸段侧的家长会问:"为什么穿上支具后会将一侧肩膀抬得比另一侧高?这样体表上既不美观,孩子还要忍受支具在抬高侧对腋下向上的压力。"

答:首先考虑腋下的力点是否在合理的位置,腋下力点一般都需要压在胸 5

位置,但这时,胳膊影响了力点,只有将肩部略抬高一些,才能很好地实现力点的准确。如图 7-21,胸部弯曲最高在胸 4 和胸 5,支具只有抬高左侧肩部,才能作用到胸 5。

此外,这能更好地矫正胸弯。因为有胸弯的孩子,通常肩膀的高度都不对称,我们要根据胸弯的方向,抬高对侧肩膀的高度,也是达到一个过柱矫正的目的。

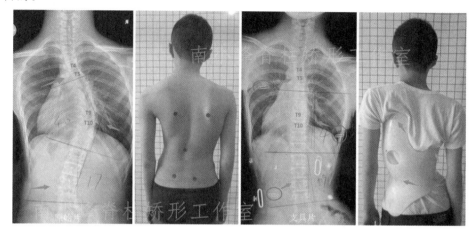

图 7-21 支具前后对比

9. 为什么每个孩子穿上支具后矫正的效果都不一样

有些家长经常会问:"为什么自己孩子穿上支具后的矫正效果没有其他孩子矫正效果好呢?是否自己孩子的支具不合适?"

答:其实并非如此。因为每个孩子的身体柔韧度、骨龄、侧弯分型都不相同。一般来说,身体较柔软、骨龄较小的孩子矫正的效果较好;而身体略僵硬且骨龄即将闭合的孩子,支具矫正难度较大,矫正的效果也不太理想。

10. 为什么有些孩子穿上支具后身体会向侧弯反方向倾斜

有些家长经常会问:"为什么感觉孩子穿上支具后,身体向原先侧弯的反方向倾斜?这样会不会导致孩子脊柱侧弯的弯曲度数更大?"

答:不会的。一般支具都会采取一个过度矫正,这样才能保证脱下支具后身体的反弹更接近于中心线,而不是向原侧弯方向加重。

11. 为什么支具一天的穿戴时间要保证 22 个小时

很多家长会问:"为什么穿上支具要保证 22 个小时,白天孩子上课不便,可否在家中才穿戴?"

答:不可以。因为孩子正值发育期,支具脱下后,脊柱的弯度还会反弹,所以必须保持脊柱长时间处于一个被矫正的状态,才能保证最后的矫正效果。国外研究结果表明,12个小时左右的穿戴,只能维持度数。16个小时以上,才能矫正侧弯。22个小时穿戴,效果最好。

12. 穿戴支具需要停止体育课吗?

很多家长都很关心孩子在校内的问题,特别是可不可以上体育课的问题。

答:脊柱侧弯孩子的日常体育锻炼很重要,我们主张一定要让孩子尽量参与各种活动,不要做过多的限制。但对于高对抗、高负重、超负荷量的运动不要做,比如举重、对抗踢足球、跑马拉松等。

所以,建议,原始度数30°以内的侧弯孩子,可以脱掉支具上体育课,上完马上穿好。30°以上,不建议上体育课,以治疗脊柱侧弯为主。

十四、意大利脊柱侧弯矫形方法

在意大利学习期间,对于脊柱侧弯保守治疗的具体方法,大家一致认同支具配合体操。意大利的支具也多采用色努体系,将色努支具改进,使其不断符合医生和患者的要求。

具体做法是先由医生做石膏支具(见图7-22、图7-23),穿戴3个月。由于石膏支具不能自行拆卸,能够保证脊柱持续处于矫正位置。图7-24 为 Dr. F. Mac Donald 在制作石膏支具。

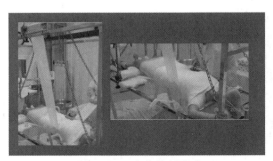

图 7-22　石膏支具制作床

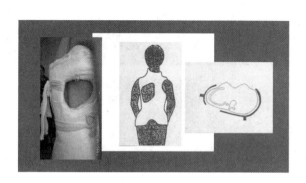

图 7-23　石膏支具

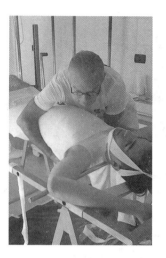

图 7-24　Dr. F. MAC DONALD
在制作石膏支具

石膏支具结束后,制作新式色努支具(见图 7-25),继续矫形。

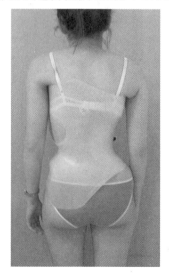

图 7-25　新式色努支具

　　体操方面以肌肉练习为主,和我们的考虑一致,在脊柱变直时锻炼肌肉或者做一些伸展运动(见图 7-26)。

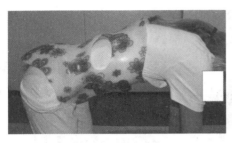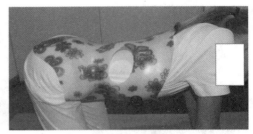

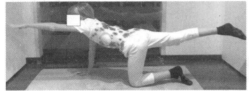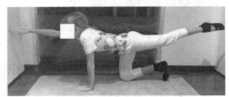

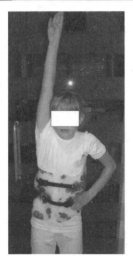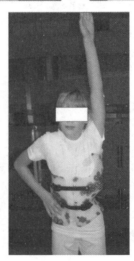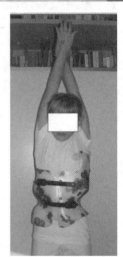

图 7-26　伸展运动

十五、脊柱侧弯的真与假

特发性脊柱侧弯通过拍 X 线片就能很容易地诊断。要求是全脊柱站立位正位片，为什么一定要站立位？脊柱侧弯在站立位时度数最大，躺下拍片不真实，Cobb 角超过 10°就要怀疑脊柱侧弯。

但是，对于较小的孩子来说，不能够很好地配合，有时站立位拍片显示有侧弯,但实际上是孩子没站好,需要区别对待。下面我们通过实例说明。

张某,男,2008 年生。家长偶然发现孩子肩部不对称。2015 年 9 月拍片检查(见图 7-27 左),片子显示略有弯曲,但在正常范围。

2016 年 8 月家里不放心,又去拍片检查(见图 7-27 中),这次脊柱略向右偏移。家长带孩子到我工作室检查,我们通过弯腰实验,测量背部倾斜角,在正常范围。孩子侧弯属于假象,建议定期复查,不做任何侧弯相关治疗。

2017 年 8 月,复查一张 X 线片(见图 7-27 右),这次显示脊柱略向左侧偏移。背部倾斜角还在正常范围,右侧略高。继续定期复查即可(见图 7-28),不做任何治疗。

3 年期间,拍了 3 张片子,情况都不相同。这就是孩子较小,不能很好地稳定站立。图 7-27 显示的侧弯都是假象。总的来说,是否是脊柱侧弯,需要在额状面和水平面两个维度去分析。不能只看片子,而不检查背部倾斜角。

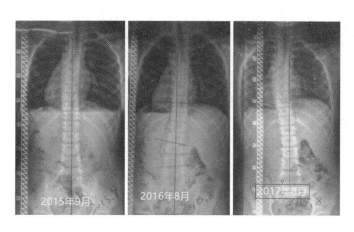

图 7-27 3 年期间的 X 线片对比

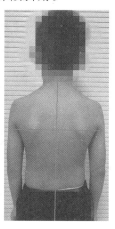

图 7-28 2017 年 10 月
站立位体表照片

十六、侧弯之家论坛

"侧弯之家"(www.cwzj.ren)是全国性公益网站,致力于脊柱侧弯的探讨和研究,提供有关脊柱侧弯治疗的相关信息供广大弯友参考,包括手术治疗、矫形器(支具)治疗、保守治疗、矫形体操、瑜伽游泳锻炼等各个方面,并推荐合格的医疗机构以及支具师供大家选择。

大家可以通过 QQ 群、微信群通知广大弯友注册论坛。为方便好记,可以将域名理解为侧弯之家的人。

十七、乐善会——重度脊柱侧弯患者手术救助基金会

乐善会(www.leshanhui.com.cn)是智善公益基金会与中华思源工程扶贫基金会发起设立的思源智善基金的网上公募平台。2014 年 8 月 1 日,乐善会公募平台正式上线。2017 年 7 月开展的公募项目是"中国梦·脊梁工程"项目,该项目主要为脊柱侧弯的贫困青少年筹集手术费用(见图 7-29—图 7-31)。

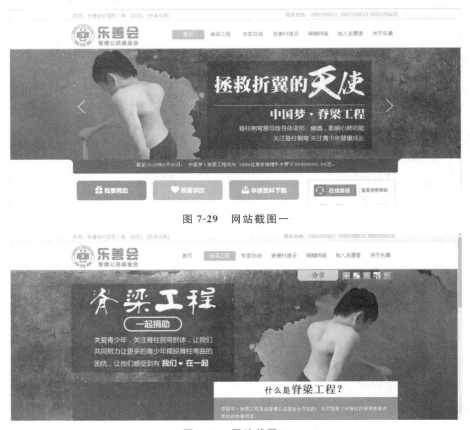

图 7-29　网站截图一

图 7-30　网站截图二

什么是青少年**脊柱侧弯**？

更多>>

了解脊柱侧弯
救助方法
成功案例
合作医师

1 脊柱侧弯又称脊柱侧曲，它是指脊柱的一个或数个节段在冠状面上偏离身体中线向侧方弯曲，或在矢状面上呈前的增加或减少，行车一个一带有弧度 的脊柱畸形。一般的，青少年儿童是脊柱侧弯并发的高危人群，特别是女性，女性脊柱本来就脆弱，肌肉力量小，胜和结构都要弱一些，更容易出现 疲劳劳损。在女性生长过程中的青春期、妊娠期、绝经期、老年期阶段，脊柱极易出现问题。[洋细]

脊柱侧弯的概述

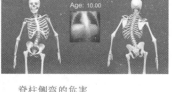

如何诊断？

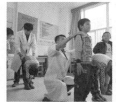

3 一侧髋部比另一侧高，腰部不对称，弯曲的凸面看起来比凸面高。两侧腰膝不等高，通常右侧腰高於为多见。直立手臂自然下垂，两侧手臂与身体的间隙不等宽。向前弯腰时，从背后都看见脊柱两侧的腰背轮廓不平整对称，出现一边高于另一边的现象。孩子平卧位（仰卧）时（孩子不看自己的身体），多数不能自行矫直，多数两某肩膀高一样长。[洋细]

脊柱侧弯的危害

较重的脊柱侧凸会影响婴幼儿及青少年的生长发育，使身体变形，严重者可以影响心肺功能，甚至累及脊髓，造成瘫痪，脊柱侧凸是危害青少年和儿童的常见疾病，关键是早发现、早治疗。[洋细]

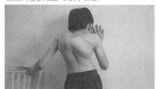

如何预防？

4 学龄儿童应注意保持良好的坐姿和站姿，加强肌肉锻炼。防治脊柱侧凸最关键是早发现。早诊断、早治疗，应在学校内推广脊柱侧凸防治知识，定期进行脊柱侧凸的筛查。[洋细]

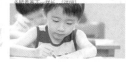

图 7-31　网站截图三

十八、成人脊柱侧弯如何治疗

特发性脊柱侧弯发病率高，发病时没有任何症状，容易被忽略。如果发现脊柱侧弯时，骨骼已经发育结束，就是成人脊柱侧弯。这类患者，通过保守治疗，很难减少度数。那到底应该如何治疗呢？

在不同的年龄阶段，采取不同的治疗方法。

在壮年期，通过施罗斯矫形体操（见图 7-32—图 7-34）能够持续维持度数的，就不需要支具维持。

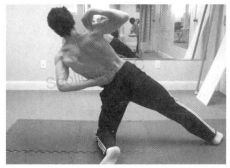

图 7-32　跪位肌肉圆柱运动

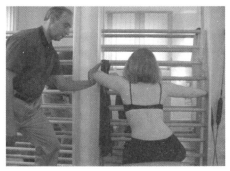

图 7-33　强化施罗斯运动

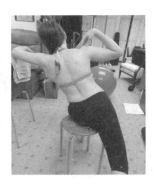

图 7-34　扶把运动

对于年龄大、度数大的患者,体操也不能很好地维持度数,只能继续支具维持。如图 7-35 所示,该患者身体右倾,侧弯度数不断加重,通过定制 GBW 支具后,维持了正常的脊柱力线,得到了稳定姿势。

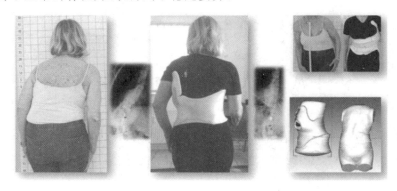

图 7-35　GBW 支具维持加线

十九、女儿的抗弯路

一个家庭发现孩子脊柱侧弯,对于家庭的打击非常大,感谢这个孩子的妈妈将自己孩子的抗弯之路整理成文字,希望可以帮助更多的侧弯孩子得到更好的恢复。

某女,2002 年生,胸部弯曲 50°,属于年龄大、度数大,不好矫正的状态。但通过全家人的不懈努力,最近复查时,度数已经减小到 30°左右(见图 7-36)。

这位妈妈还提供了一个保护皮肤的产品信息,可以让皮肤在很大压力下,尽可能不要有压疮,提高穿戴舒适性,感兴趣的家长可以购买。(链接如下:https://detail. yao. 95095. com/item. htm? id ＝ 17970604347&.spm ＝ a1z09. 2. 0. 0. 3QrXNP&._u＝h2pj9fca161)

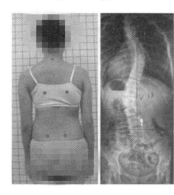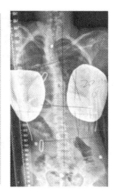

图 7-36　矫形效果

女儿是个高挑、文静的女孩,自幼学跳舞,翻开成长历程中的照片几乎没有雷同的 pose,上初中后更是出落成亭亭玉立,惹人喜爱。女儿儿时的四肢协调能力强,滑板、滑冰、骑自行车无一不会,跳舞时更是老师的小 model。因学业压力大,中学后运动量明显减少,放学回家后就坐在书桌前啃作业、刷题、背书。虽看着心疼,但更多的是无奈,只能默默地陪伴着。

去年放暑假后是个忙碌的 7 月,女儿面临中考,各种课外课接踵而来,还有跑步、练体能;一天抽空带孩子去水上乐园嬉水,女儿穿着泳衣,修长的身材很是惹眼,可我却发现女儿穿泳衣的后背似乎隆起了一块……接下来就是晴天霹雳、撕心裂肺,跑遍北京、上海,得到的信息是一样的——手术。我悲痛、自责,觉得没有照顾好孩子,才走到了如此绝境。但眼前的路要一步一步走、坎需要一步一步跨,全家集体商议先保守治疗半年,尽最大力量争取,先休学全力抗弯。于是上网查资料、搜前沿,联系了南小峰脊柱侧弯工作室。

2016 年 8 月 10 日,全脊柱片显示:脊柱侧弯颈弯 41°、胸弯 50°、腰弯 39°。8 月 21 日,3D 扫描,25 日试戴德支(德国支具)、学德操(德国施罗斯矫形体操);支具片胸弯 20°、腰弯 11°。9 月 3 日起,每天佩戴支具 23h＋。9 月 17 日,到杭州工作室再次学德操,拉紧支具 3cm;每日德操 40 分钟,做操认真,配合凹侧呼吸动作基本到位,腰背部较前紧实。抗弯序幕由此拉开,成为我们家庭的头等大事。

整整 1 个月,孩子在家面对疼痛、整夜不能入睡、吃不下饭,从未受过的苦痛接踵而来。我看在眼里,痛彻心扉,但仍要扮演虎妈、后妈的角色,支具不放松、做操不马虎。

此间治疗安排如下：支具佩戴（22 h＋/d），德操 50 分钟（5—7 次/周）；德操强化动作有站立位 3D 矫形、提起盆骨呼吸、肌肉圆柱运动、50X、池塘上的青蛙、门柄运动、侧卧位拉伸各 30 个呼吸，同时平板支撑 90 秒。每周 2 次蛙泳 1000m（月经期除外），同时戴支具快走 25 分钟，平板支撑 3 组（20 秒/组），提起盆骨呼吸 2 组（10 次呼吸/组），戴支具推墙每日两组（30 次/组）；体表观察：躯干对称性改善，胸部力点上放软组织堆积；身高增加 2cm（坐高），早晚身高差最大达 3cm；体重基本无差异；左肩颈部明显增厚、隆起，身体左倾明显；脱支后目测下胸、腰部棘突基本变直、颈上胸段左侧突；凹侧胸廓基本打开。

国庆节后女儿坚持要上学，我们休学不休课，学校老师、同学们给予了无限的关爱，女儿脸上重拾笑容。

抗弯之路漫漫……

转眼间支具已戴着 2 月了，女儿说她的支具宝宝已经听话很多，我含着泪笑着说是女儿调教得好，女儿说："我呵呵不说话。"女儿每一天努力地坚持着……

10 月 20 日南老师杭州站复查：体表有改善，嘱德操力度仍需加强，注意站立中心位姿态，每周游泳 2 次加强全身肌肉运动，支具 22 h＋。工作室的王佳齐老师又一次教授了德操的动作，女儿慢慢领会了要领。治疗期间严格遵照复查指导，在前期锻炼基础上每周 2 次蛙泳 1000m（月经期除外），同时戴支具快走 25 分钟，平板支撑 3 组（20 秒/组），提起盆骨呼吸 2 组（10 次呼吸/组）。定期的体表照片比对、棘突标记，看似在慢慢改善，但是恼人的上胸弯是支具干预不到处，只有加强锻炼和保持姿态主动矫正，平日以颈椎软托避免头右倾，每日德操前脱支中心位站立 10 分钟，德操时头稍左偏右转抬头，加做戴支具推墙动作（60次/组），平日站立时尽量找中心位站立（右腿稍弯曲、避免左倾），德操时减小身体左倾幅度。体表观察：躯干对称性改善，后背较前平实，身高增加 1cm（坐高），早晚身高差减小；体重变化不大；外观左肩颈部增厚隆起有所改善。

女儿渐渐恢复了日常的作息，学习、做作业、练操，家里提到最多的字眼是"站直了""姿势对不对"，去的人员最密集的地方是"练操房"，手机里最多的照片是"美背"，女儿在大家眼里是"自强不息好少年""铠甲美少女"。

今年 1 月 1 日南老师杭州站复查：调整支具；左腋下、左胸前加垫；拉紧胸部、后背固定带，腰稍放松；指导规范德操动作；嘱配合核心肌群练习。复查时南老师给予了女儿极大的鼓励，肯定了前期的矫正效果，年后重庆复查拍片。

苦并快乐着，坚持就是胜利！

（文章写于 2017 年 2 月）

二十、德国施罗斯矫形体系全球提供单位列表

在信息技术高速发展的今天，Weiss博士将施罗斯家族的事业推向了全球，不断优化施罗斯体操，使其更简单有效，并开展"最佳实践"课程。接受培训的物理治疗师，都会获得Weiss博士颁发的证书。患者在网站上也可以找到距离自己最近的治疗师的联系信息。

Weiss博士在继承家族体操治疗脊柱侧弯的同时，不断地改进色努式脊柱侧弯支具，研究出了GBW(The Gensingen Brace according to Dr. Weiss)支具，并利用现在最先进的计算机辅助设计和制造技术(CAD/CAM)，使每个支具在个性化制造的同时，更加小巧、隐蔽、有效。不再使用传统的石膏工艺，而是利用3D扫描仪测量每个脊柱侧弯孩子的身体模型，再结合孩子的X线片和身体的尺寸，设计每个孩子的支具。Weiss博士将施罗斯家族近百年来在脊柱侧弯保守治疗领域积累的丰富经验，用最现代化的技术发挥了出来。

Weiss博士带领全球团队秉持的理念，就是使用最有效的GBW支具配合历史最悠久的施罗斯矫形体操，让全球的脊柱侧弯孩子得到最大程度的恢复。

下面是全球目前可以提供GBW支具和"最佳实践"施罗斯体操课程的中心：

1. Weiss博士德国诊所

Dr. Hans-Rudolf Weiss，MD

(Senior Instructor)

(Physical Rehabilitation & Bracing)

Orthopedic Surgeon，Physical Medicine and Rehabilitation，Chiropractor，Registered Schroth Best Practice Therapist

Orthopedic Rehabilitation Services

Gensingen，Germany

www.skoliose-dr-weiss.com

2. 俄语国家分部

Maksym Borysov

(Senior Instructor)

(Physical Rehabilitation & Bracing)

Rehabilitation Specialist，Registered Schroth Best Practice Therapist，Orthotist，Physiotherapist

Orthopedic Rehabilitation Services

Kharkov，Ukraine

bma-ukrniip@mail. ru

3. 美国分部

Dr. Marc Moramarco，DC

(Instructor)

(Physical Rehabilitation & Bracing)

Chiropractor，Spinal Deformities Rehabilitation

Registered Schroth Best Practice Therapist

Scoliosis 3DC

Woburn (Boston)，MA，USA

http://scoliosis3dc.com

4. 印度尼西亚分部

Dr. Budi S Widjaja，MD，TCM，

ChiroSpine Clinic Family Chiropractic (Jakarta，Indonesia)

Chiropractor，Schroth Best Practice Terapist，Best Practice Bracing Center

http://www. spinecfc.com

Clinic Address：Jl. Daan Mogot 176A

Jakarta Barat

Indonesia 11520

5. 中国分部

南小峰，**CPO**

(施罗斯物理治疗和 GBW 支具)

南小峰脊柱矫形工作室

西安:西安市碑林区南稍门中贸广场 15 栋 B 座 806

杭州:杭州市滨江区滨盛路 1870 号,铂悦轩 1916 室

重庆:重庆市渝中区大坪正街 160 号,大坪万科中心 4 号楼 28-01

北京:大兴区荣华中路 1 号,国家康复医院门诊 1 楼 1409 诊室

广州:天河区珠江新城金穗路 42 号,龙脊康医疗门诊部

武汉：江岸区兴业路 9 号石桥花园 H2 区 8 栋 801

www.haozhiju.com

 附 **南小峰脊柱矫形工作室简介**

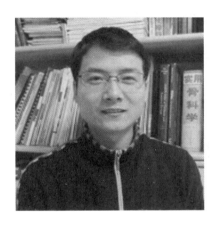

南小峰：支具师

国家康复辅具研究中心脊柱侧弯研究室副主任

中国康复器具协会会员

国际二级假肢矫形技师

中国假肢矫形器学校首届毕业生（1994 级，全德国老师培养）

国家注册假肢制作师

国家注册矫形器制作师

国家矫形器行业标准起草人之一

南小峰脊柱侧弯矫形工作室，致力于脊柱侧弯的保守治疗，是德国施罗斯脊柱侧弯矫形体系在中国唯一的合作单位，提供德国 GBW 支具，只需 5 天左右就可以完成施罗斯矫形体操的教授，来辅助矫正侧弯。南小峰脊柱侧弯矫形工作室跟德国 Weiss 博士合作，采用 3D 打印技术制作的支具更加透气。

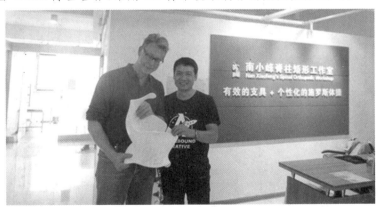

南小峰和 Weiss 博士在工作室

目前在西安、北京、重庆、杭州、广州及武汉设有工作室，将来在合适的时候也会在其他地区开设工作室，以方便患者就诊。

3D 打印支具报道相关网站链接：

1. http://blog.sina.com.cn/s/blog_63811b6e0102wbgq.html

2. http://www.nanjixiong.com/thread-68535-1-1.html

3. http://blog.sina.com.cn/s/blog_63811b6e0102wbkk.html

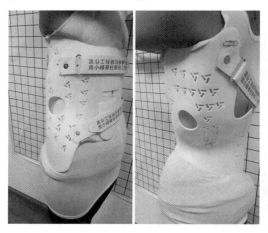

世界首例可穿戴的 **3D** 打印脊柱侧弯支具

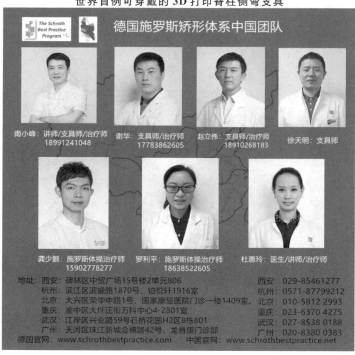

南小峰脊柱矫形工作室信息

附　录　相关网站链接

Weiss 博士网站：

http：//www. schroth-skoliosebehandlung. de

http：//www. oapublishinglondon. com（Weiss 博士是该杂志主编）

http：//www. amazon. com/s/ref＝nb_sb_noss/180-4496769-6738848？url＝search-alias＝aps&field-keywords＝Hans-Rudolf＋Weiss（亚马逊在售 Weiss 博士编写的书籍）

Weiss 博士在 2015 年德国创伤与骨科联合会年会（DKOU2015）上做了脊柱侧弯保守治疗报告，报告链接：http：//dkouimweb. dkou. org/video/evidenz-der-einzelnen-behandlungsmodule-gibt-es-langzeitergebnisse？slideon＝1

我工作室经德国施罗斯家族第三代传人 Weiss 博士的授权，在中国大陆地区建立施罗斯脊柱侧弯矫形体系官网，通过官网传播准确信息，方便脊柱侧弯患者查找施罗斯的课程和 GBW 支具服务等。

中文网站地址：www. schrothbestpractice. net

英文版地址：www. schrothbestpractice. com

Weiss 博士新网站网址：https：//bestpracticebracing. wordpress. com

主要介绍德国 GBW 支具的相关信息，有兴趣的弯友可以上线了解。

Weiss 博士最近分别在 Twitter（推特）、Facebook（脸谱）、LinkedIn（领英）注册了自己的官方账号，大家可以关注 Weiss 博士的最新动态，及时了解脊柱侧弯保守治疗方面的信息。

Twitter（推特）账号地址：www. twitter. com/WeissHr.

Facebook（脸谱）账号地址：www. facebook. com/scoliosisbestpractice

LinkedIn（领英）账号地址：https://de. linkedin. com/in/hans-rudolf-weiss-dr-med-3a992354/zh-cn

以下是 Weiss 博士在国际上有影响力的脊柱侧弯论文，有兴趣的弯友可以下载学习，下载地址：http://scoliosis3dc. com/cheneau-bracing/research

脊柱侧弯综合性公益社区论坛地址：www. cwzj. org

脊柱侧弯孩子穿戴支具经验分享：

http://tieba. baidu. com/p/3605306300？ pn＝1

脊柱侧弯孩子戴支具如何穿衣服：

http://blog. sina. com. cn/s/blog_63811b6e0101nvox. html

德国百年施罗斯体操矫形脊柱侧弯视频：

http://blog. sina. com. cn/s/blog_63811b6e0102v5b8. html

http://blog. sina. com. cn/s/blog_63811b6e0102v5d7. html

http://blog. sina. com. cn/s/blog_63811b6e0102v1en. html

德国施罗斯矫形体操其他相关视频：

http://blog. sina. com. cn/s/blog_63811b6e0102uz52. html

http://blog. sina. com. cn/s/blog_63811b6e0102uz7j. html

http://blog. sina. com. cn/s/blog_63811b6e0102uz7k. html（Weiss 博士韩国授课 1）

http://blog. sina. com. cn/s/blog_63811b6e0102uzes. html（Weiss 博士韩国授课 2）

http://blog. sina. com. cn/s/blog_63811b6e0102uzpv. html（施罗斯体操在美国 HSS 医院）

http://blog. sina. com. cn/s/blog_63811b6e0102wcr7. html（施罗斯美国分部 Dr. Marc Moramarco 接受媒体采访）

http://v. youku. com/v_show/id_XMTUyNTI0NDU0NA＝＝. html？

from＝y1.6-2(德国施罗斯体操中文版)

德国施罗斯脊柱侧弯矫正支具：

http://blog.sina.com.cn/s/blog_63811b6e0102uz6m.html

德国 GBW 支具制作工艺流程：

http://blog.sina.com.cn/s/blog_63811b6e0102vurh.html

脊柱侧弯游泳训练：

http://blog.sina.com.cn/s/blog_63811b6e0101t1sb.html

脊柱侧弯腰背肌锻炼方法：

http://blog.sina.com.cn/s/blog_63811b6e0101tt2g.html

脊柱侧弯手术三维动画：

http://blog.sina.com.cn/s/blog_63811b6e0101oa4r.html

施罗斯体操南小峰指导动作：

http://v.youku.com/v_show/id_XODkxNzI5MTM2.html? from＝y1.2-1-103.4.1-1.1-1-2-0-0％26source％3Dautoclick

http://v.youku.com/v_show/id_XODkxNzI4OTIw.html? from＝y1.2-1-176.4.1-1.1-1-2-0-0％26source％3Dautoclick

如何在学校大规模筛查脊柱侧弯疾病？

http://v.youku.com/v_show/id_XMjc3MDg4ODQwNA＝＝.html

两位德国脊柱侧弯少女演示腰背肌锻炼方法：

http://v.youku.com/v_show/id_XMjc3ODMyNzgxMg＝＝.html

大龄脊柱侧弯孩子如何矫形？

https://v.qq.com/x/page/t0502rr4bm5.html

两位治疗师亲身演示德国施罗斯体操：

http：//v.youku.com/v_show/id_XMjY5Nzg5MDkxMg==.html

加拿大治疗师 Sanja 介绍施罗斯体操的研究成果：

http：//v.youku.com/v_show/id_XMjY4NjcwMzI3Mg==.html♯paction

马克西姆介绍特发性脊柱侧弯：

https：//v.youku.com/v_show/id_XMjY0NzA1NzY2MA==.html？spm=a2h0w.8278793.2736843.3♯paction

脊柱侧弯治疗中脊柱功能障碍如何处理？

https：//v.youku.com/v_show/id_XMjYxMzc0MTQ3Ng==.html？spm=a2h0w.8278793.2736843.4

南小峰讲解特发性脊柱侧弯：

http：//v.youku.com/v_show/id_XMjQ5NTg4MTE4MA==.html♯paction

南小峰讲解传统色努式脊柱侧弯支具：

http：//v.youku.com/v_show/id_XMjQ5MjI4MTYyNA==.html♯paction